아토피 / 건선 / 피부질환

아토순이
답이다

아토피 / 건선 / 피부질환

아토순이
답이다

지 은 이 | 이환용
펴 낸 이 | 김원중

기   획 | 허석기
편   집 | 홍진희, 김주화
디 자 인 | 안은희, 옥미향
제   작 | 김영균
관   리 | 차정심
마 케 팅 | 박혜경

초 판 인 쇄 | 2016년 01월 19일
개정판 2쇄 | 2023년 10월 13일

출 판 등 록 | 제313-2007-000172(2007.08.29)

펴 낸 곳 | 도서출판 상상나무
              상상바이오(주)
주   소 | 경기도 고양시 덕양구 고양대로 1393 상상빌딩 7층
전   화 | (031) 973-5191
팩   스 | (031) 973-5020
홈 페 이 지 | http://smbooks.com
E - m a i l | ssyc973@hanmail.net

ISBN 979-11-86172-37-7(03510)

값 13,000원

아토피 / 건선 / 피부질환

아토순이 답이다

저자 | **이환용**(한의학 박사)

꿈을 나누는 건강한 삶의 기쁨

환경오염, 식생활 변화 등의 요인으로 현대인에게서 흔히 나타나는 피부 질환인 '아토피'는 질환을 앓고 있는 환자는 물론 그 가족 모두에게 고통스러운 피부질환임에 틀림없다. 말도 못하는 갓난아이가 피부에 피가 날 정도로 긁고 잠을 못 자 밤새 울 때 아이 부모의 마음은 찢어질 듯 아프기 마련이다.

아이의 성장을 저해하고, 청소년기 자녀들의 심리적 위축을 자극하며, 성인 질환자들에게는 사회생활이 어려울 정도로 극심한 스트레스와 콤플렉스까지 유발시키는 아토피 피부염은 그야말로 '형벌'에 버금가는 고통스러운 일이 아닐 수 없다.

일찍이 7전8기로 한의대학에 입학해 늦깎이 한의학도로 살았던 나는 느릅나무로 많은 병을 치료 한다고 해서 '느릅나무 박사'로 통했다. 나아가 느릅나무의 효능을 담은 비염치료제 청비환을 개발하면서 한의사로서의 명성뿐 아니라 꿈을 이룰 수 있는 계기를 얻게 됐다.

청비환은 나에게 뿐 아니라 많은 사람들에게 나와 같이 꿈을 간직하고 노력하면 언젠가 이룰 수 있다는 희망을 제공한 복덩이 치료제

이기도 하다.

이제 나는 또 다른 꿈과 비전을 향해 나아가고 있다. 이미 수 년 전부터 개발을 시작해온 아토피 치료제와 화장품을 수많은 임상 치료에 적용한 후 기대 했던 만큼의 성과를 올리고 있으며, 지난해에는 미국식품의약국(FDA)으로부터 안전성을 검증받아 상용화하고 있는 한방로션 '아토순'의 대량 출시를 앞두고 있다. 이는 하나님이 지혜와 총명을 주어 가능했으며 청비환, 평강식물원에 이은 또 하나의 하나님의 작품이라고 생각한다.

이 책에는 '아토순'에 얽힌 재미있고 놀라운 이야기를 아토피 피부염에 대한 정보와 함께 풀어보려 한다. 아울러 내가 평소에 생각해오던 건강에 관한 상식들도 함께 수록했다.

부디 많은 사람들이 이 책을 통해 아토피의 고통에서 벗어나길 기대하는 마음이다.

2016년 1월
평강한의원장 이환용

목 차

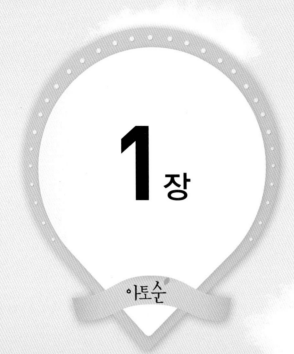

1장

아토순

아토피 치료, 예방이 우선이다

1
아토피란 무엇인가?

　'아토피(Atopy)의 어원은 그리스어의 'atopos'로 '비정상적인 반응', '기묘한', '뜻을 알 수 없다'는 의미이다. 어원처럼 발병 원인이 다양하기 때문에 완화와 재발을 반복하고, 완치가 어렵다.

　아토피 피부염은 알레르기 질환으로 분류되며 아토피 피부염, 알레르기성 비염, 천식, 알레르기성 결막염 등이 발생하는데 이들 질환은 단독으로 나타나거나 또는 여러 질환이 동시에 나타날 수 있다.

　과거에는 어린아이의 피부병이 잘 나으면 태열이라고 하고, 잘 낫지 않으면 습진이라고 했는데 태열의 경우, 발에 흙 묻힐 나이가 되면 저절로 낫는다고 할 정도로 가볍게 여기던 피부질환이었다.

양방과 한방 모두 아토피 피부염이 생기는 원인을 면역력 결핍, 유전으로 추정한다. 부모 양쪽 모두 아토피 피부염이면 아이가 아토피일 확률이 80%이고, 한쪽 부모만 아토피 증상이 있으면 자녀에게도 동일 증상이 나타날 확률이 50%일 정도로 유전적이 요인이 매우 큰 것으로 알려졌다. 이 외에도 아토피를 유발하는 원인으로 집먼지진드기, 애완동물의 털, 화학섬유, 항원이 강한 음식에 대한 알레르기 반응 등을 꼽는다.

일반적으로 생후 12개월 이전 아이의 피부 질환은 습진으로 보고 그 이후의 발진은 꽃가루, 동물의 털 등에 의해 발생하는 경우가 많다.

아토피 발진의 정도는 온도나 습도에 따라 편차가 크다. 겨울 또는 습한 여름에 심해지고 정신적인 불안감이나 스트레스에 의해 악화되는 경향을 보인다.

2
아토피 피부염의 일반적 특징

아토피 피부염의 첫 번째 특징은 가려움증이다.

일반적으로 아토피 환자 피부에는 작은 좁쌀처럼 오톨도톨 발진이 시작되는데 이것이 여러 종류의 항원, 과도한 발한, 낮은 습도, 머리카락, 털, 비누, 세정제, 식품, 환경 등에 자극을 받으면 정상 피부보다 심하게 가려움을 느끼게 된다.

이때 가려워서 긁으면 피부가 손상되어 붉게 부어오르거나 끈적끈적한 부스럼이 생긴다. 손상 부위가 더 가려워져 또다시 긁는 악순환이 반복되다가 마침내 코끼리 피부처럼 피부가 완전히 망가지게 되는 것이 아토피 피부염이다.

특히 가려움증은 초저녁과 밤에 심해지는데 이때 피부를 자꾸 긁으면 습진, 구진과 피부가 두꺼워지고 태선화를 거쳐 만성 재발성 피부 병변으로 진행된다.

아토피 피부염의 두 번째 특징은 피부 건조증이다. 피부는 여러 층의 세포로 되어 있어 이물질의 침범을 막고, 세포와 세포 사이에는 세라마이드라 불리는 지방층이 있으나 아토피 피부의 경우는 세라마이드가 적어서 수분을 보존하지 못하기 때문에 피부가 건조해지며 공기가 건조한 겨울에는 이런 현상이 더 심해지게 된다.

아토피 피부염에는 이런 가려움증과 건조증 외에 일반적인 피부 질환에서 흔히 볼 수 있는 증상도 나타난다. 급성 아토피성 피부염이라고 말할 때는 심한 가려움증과 홍반성 구진, 피부 벗겨짐, 물집, 비늘 모양의 구진 등이 동반되고, 만성 아토피성 피부염은 태선화와 섬유상의 구진이 발생하는 것이 특징이다.

아토피 피부염 발생원인

(1) 면역력의 결핍이나 유전과 밀접한 관련이 있는 것으로 부모의 양쪽이 아토피 피부염이면 아이가 아토피일 확률은 80%, 한쪽이면 50%일 정도로 유전적인 요인이 매우 크다.

(2) 알레르기 체질인 사람이 이를 유발하는 후천적인 조건에 노출될 때 나타난다.

(3) 집먼지, 애완동물의 털, 화학섬유나 화장품, 항원성이 강한 음식에 대한 알레르기 반응 등에 의해 발생할 수 있으며, 생후 12개월 전의 습진은 음식물, 그 이후의 발진은 꽃가루, 동물의 털 등에 의해 발생하는 경우가 많다.

(4) 온도나 습도에 민감하여 겨울 또는 습한 여름에 심해진다.

(5) 정서적인 불안감이나 스트레스에 의해 악화되는 경향을 보인다.

(6) 다른 질병으로 면역억제제를 사용하는 경우에도 발생하는 경우가 있다.

◎ 피부질환 예방 수칙

① 청결

환경오염의 진행 속도가 빨라지고 있는 요즘, 우리나라에서도 서울과 같은 대도시는 봄이면 인근 중국의 황사, 미세먼지, 스모그 현상으로 호흡기 질환 위험 경보가 종종 발생하는 지경에 이르렀다.

피부질환의 요소는 공기 오염에만 있지 않다. 집 안과 밖 모두 우리를 위협하는 요소들이 산재한 실정이다. 특히 아토피 피부염은 집 안 위생에 철저한 관리가 필요한 질병 중 하나이므로 생활공간 환경을 청결하게 하는 일이 중요하다.

요즘에는 집 안에서 애완동물을 기르는 가정이 많아 동물의 몸에서 기생하는 진드기와 세균도 어린아이를 양육하는 가정에 위협적인 요인이 되고 있다.

이 가운데 집먼지 진드기는 천식과 같은 알레르기성 질환에 좋지 않은 영향을 끼치기도 하는데, 천식은 진드기가 가장 많은 여름철에 악화되지만 아토피 피부염은 가을이나 겨울철에 악화되곤 한다. 집안 곳곳의 청소를 철저히 해 집먼지 진드기 번식을 저해하는 노력을 기울일 경우 아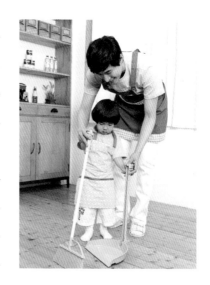
토피 피부염이 좋아지는 사례들이 많이 발견되고 있다.

반면 아토피 피부염 환자의 피부 각질층의 지질 구성 성분이 정상적인 피부를 가진 사람과 비교할 때 차이가 있기 때문에 아토피 피부염 환자에게서 집먼지 진드기가 증가한다는 견해도 있다.

집먼지 진드기의 배설물이 항원성이 강하나 알레르기 수치인 혈액 내 IgE수치는 천식 환자에 비해 아토피 피부염 환자에서 체부에 특이하게 높게 증가되어 있다. 집먼지 진드기의 체부는 배설물에 비해 크기가 12배나 커서 흡입에 의하여 감작을 일으키기가 어렵다. 그러므로 집먼지 진드기의 체부는 분비물과 다른 감작으로 아토피 피부염 환자의 손상된 피부를 통해 감작을 나타내는 것으로 보인다.

집먼지 진드기는 주로 매트리스, 카펫, 두꺼운 이불, 커튼, 천 소파, 봉제완구, 베개, 옷장 등에 서식하는 것으로 알려졌다. 먼지 1g당 진드기의 수가 100마리 이상이 되면 알레르기를 일으킬 위험이 있고 500마리 이상이면 증상을 일으킨다는 보고가 있다.

② 식생활 개선의 필요성

우리 몸을 건강하게 유지하기 위해서 면역력을 강화시켜야 한다는 것은 주지의 사실이다. 면역력은 여러 질병이나 감염으로부터 우리 몸을 보호하는 기능을 하는데 특히 식생활과 밀접한 관련이 있다.

우리 몸의 면역계가 과잉작용 하는 것, 즉 알레르기를 보이는 것은 여러 질병이나 감염의 보호증상으로 볼 수 있지만 올바른 보호가 아닌 과잉성을 의심할 수도 있다.

알레르기를 자주 유발하는 음식으로는 우유, 계란, 땅콩이 있으며 음식물 알레르기 발생 빈도 전체의 70~80%를 차지한다. 이 외에도 콩, 밀, 생선, 견과류 알레르기도 많이 발생하고 있다.

일반적으로 아토피 환자들은 발병 원인을 정확히 알 수 없기 때문에 음식물 섭취에도 크게 신경을 쓴다. 가리는 음식이 많으면 몸 상태가 좋아질 것으로 여기는 경우가 있는데, 실제로 음식물을 무조건 가리는 것은 큰 도움이 되지 않으며 음식물이 아토피에 관여하는 비중은 20%도 되지 않으므로 무조건 피하는 것은 좋은 방법이 아니다.

음식물로 인한 아토피 피부염 증상은 사람마다 다양하게 나타나는데 유아들의 경우는 흔히 눈 주위를 자주 문지르는 것을 볼 수 있으며, 소아들은 흔히 가려움을 호소하고 얼굴과 몸에 두드러기가 생기기는 경우가 많다.

이 외에도 토하고 설사를 하거나 배가 아플 수도 있으며, 눈이나 입술 등이 부으면서 심한 경우에는 호흡곤란까지 발생할 수 있다. 이런 증상은 보통 특정 음식 섭취 후 곧바로 나타나고 아토피 피부염이 있는 어린이들은 기존의 아토피 피부염 자리에 홍반 가려움증을 동반한다.

우유, 계란, 콩 등 흔하게 알레르기를 유발하는 음식물은 3세 전후에 자연히 소멸되는 것으로 알려져 있지만, 땅콩, 견과류, 생선, 조개 등은 오랜 기간 지속되는 경향이 있다. 특히 땅콩은 적은 양을 섭취해도 알레르기 반응이 심하게 나타나고 일부는 사망까지 보고되고

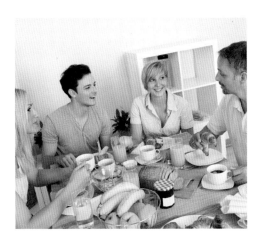

있으므로 다른 음식에 땅콩 성분이 포함되는 것도(아이스크림 등) 철저히 주의해야 할 것이다.

한편, 아토피뿐만 아니라 기타 피부질환에서도 돼지고기,

닭고기는 증상이 악화된다는 소리를 듣고 섭취를 금하는 사람들이 많은데 이는 과학적 근거가 없는 이야기이다. 실제로 110명의 아토피 피부염 환자 중 돼지고기, 닭고기, 소고기 등의 음식물이 관여하는 증례가 전혀 없다는 결과가 있었다.

이와 같은 잘못 알려진 상식으로 아토피 피부염 환자들에게 채식을 강요하는 경우가 많다. 기억해야 할 것은 성장기 어린이들이 채식 위주의 식단을 지속하면 필요한 영양분 섭취장애와 이에 따른 성장장애를 줄 수 있기 때문에 식단 편성 시 무엇보다 정확한 진단이 우선되어야 한다.

음식물 알레르기를 예방할 수 있는 방법으로는 우선 신생아의 경우 4개월 정도는 모유수유를 권장한다. 그 기간 동안 산모는 우유, 계란, 땅콩, 생선처럼 알레르기 유발하기 쉬운 음식을 자제하는 것이 좋다. 만약 모유를 먹일 수 없는 경우라면 아이에게 저알레르기성 분유를 먹이는 노력이 필요하다. 또한 이유식 시기를 가능한 늦춰 알레르기 유발 음식을 돌이 지난 다음에 먹이도록 하는 것도 좋다.

3
계절에 따른 아토피 증상과 대응법

1. 여름

자외선과 고온다습한 기온 등 외부 자극이 많은 여름철에는 피부가 쉽게 지칠 수 있기 때문에 피부의 형태적 변화, 기능적 변화가 생겨서 피부병으로 발전할 가능성이 많다. 때문에 여름철 피부관리를 위해서는 가능한 자극을 피하면서 지치고 거칠어진 피부를 최대한 빨리 회복시켜주는 것이 중요하다.

특히 아토피 피부염을 앓고 있는 어린이나 성인 아토피 환자들은 여름철을 대비해 피부질환을 예방하고 건강한 피부를 유지 할 수 있는 방법을 숙지, 실행하는 노력이 필요하다.

다음은 어린이들이 여름철에 흔히 겪는 대표적인 피부 질환에 대한 정보와 간단한 치료방법이다.

◎ 아토피의 적, '땀'

일반적으로 습하고 기온이 높은 여름철에는 아토피 피부염이 심해지지 않지만 사람에 따라 여름철에 그 증세가 심해지는 경우도 있다. 무엇보다 땀에 의한 열, 습도, 발한 등이 아토피 피부염을 악화시키므로 여름철에는 실내온도와 습도를 잘 조절하는 것이 중요하다.

땀이 나면 땀과 노폐물로 피부에 자극이 가해지고 가려워져서 증세가 심해지므로 중성이나 약산성 성분의 비누로 곧바로 씻어주고 충분한 수분 공급을 하고 휴식을 취해야 한다.

또한 목욕이나 샤워 후에는 반드시 피부 보습제를 발라주어야 한다. 그러나 여름철에 밀폐제가 많은 성분을 사용하면 모낭염 등이 생길 수 있으므로 주의하고 크림보다는 유분이 적은 로션 타입을 사용하는 것이 바람직하다.

특히 온도 조절이 중요한데 에어컨 등을 이용해 적당한 실내 온도를 유지하는 것이 도움이 된다. 아토피 피부염이 있는 어린이들은 급격한 온도변화로 인해 심한 가려움증을 느낄 수 있기 때문이다.

▶ 땀띠

고온의 날씨로 인해 땀구멍이 막혀 땀이 고임으로써 나타나는 증상인 땀띠가 나면 한관(땀이 나가는 통로)이나 땀샘이 터져서 주위조직으로 땀이 새어 부풀어 오른다. 아이들은 어른에 비해 땀샘의 밀도가 높기 때문에 땀띠가 잘 생기는데 주로 땀샘이 많이 분포되어 있는 이마, 머리주변, 가슴, 목, 어깨 등에 흔히 나타난다.

땀띠가 난 경우 주변 온도를 낮추고 옷을 자주 갈아입고 청결함을 유지하는 것이 필요하다. 또 땀띠분을 적절하게 사용하되 이미 생긴 땀띠에 사용하면 땀의 증발을 막아 오히려 증상을 악화시키고 세균을 증식시킬 수 있으니 주의해야 한다.

2. 겨울

겨울철에는 찬바람이 피부를 자극하고 실내외 공기가 건조해지며 건물 안과 밖의 기온차도 심하기 때문에 피부의 수축과 이완이 반복되면서 피부가 건조해지고 거칠어지기 쉽다. 특히 건조성 피부염(건조성 습진, 노인성 습진), 아토피 피부염 등의 증상이 급격히 악화되기도 한다.

◎ 건조성 피부염

건조성 피부염은 피부의 방어막이 손상을 받으면서 피부가 약해지고 과민해져 조그만 자극에도 심한 가려움증이 유발되는 질환이다. 겨울이면 옷에 쓸리는 피부 부위가 가려운 증상을 자주 겪을 수 있다. 과거 피부 병력이 있는 이들에게 특히 자주 발생하며 이러한 때 피부에 상처가 나면 회복속도가 더디 이뤄지므로 적절한 관리를 통해 피부상태가 악화되는 것을 예방하는 것이 중요하다.

◎ 실내 환경관리

겨울철에는 실내 활동이 다른 때에 비해 많아지므로 집안의 환경을 일정하게 만들어 주어야 한다. 건조해지기 쉬운 실내는 가습기를 이용하거나, 자주 실내 환기를 시켜 신선한 공기를 공급하는 것이 좋다.

특히 아기가 있는 가정의 경우 주로 사용하는 방에 빨래를 널어놓거나 미니화분, 미니수족관, 실내분수대 등으로 가습의 효과를 얻을 수 있다. 하지만 이 같은 방법은 호흡기 질환을 일으키는 곰팡이나 진드기의 원인이 될 수 있으므로 주의해야 한다.

아기에게는 20도 정도가 이상적인 실내온도라고 알려져 있다. 체온조절 기능이 미숙한 신생아는 22도 정도가 적당하다. 하지만 너무 따뜻한 환경에서만 자랄 경우 외부 환경 적응력과 면역력이 떨어질 수 있으므로 적절한 실내온도를 유지하도록 노력해야 한다.

◎ 효과적인 피부 보습제 사용법

최근 환경 및 식생활 변화로 인해 아토피 환자들이 증가하면서 이를 개선할 수 있는 치료제와 보습제들이 많이 출시되고 있다. 대개 아토피 피부염을 가진 환자들은 피부가 건조하다고 생각해서 바디로 션이나 오일과 같은 피부 보습제를 많이 사용하는 경향이 있다. 그러나 보습제를 선택할 때는 자신에게 맞는 제품을 신중하게 선택하는 노력이 필요하다.

이러한 기성품 보습제 외에도 아토피 피부염 환자의 상태를 호전시키고 악화되지 않도록 하는 방법으로 청결과 적절한 외용제 사용이 중요한데 피부를 깨끗하게 관리하여야 피부에 이차적인 감염을 막을 수 있으며 가려움증 등을 완화시킬 수 있기 때문이다.

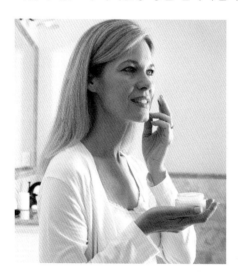

피부를 청결히 하기 위해 목욕을 하더라도 피부의 지방층을 유지할 수 있도록 될 수 있는 한 자극성이 강한 비누를 사용하지 말아야 하며, 목욕 후 몇 분 안에 피부 윤활제나 습윤제를 발라 주는 것이 좋다.

평강한의원에서 개발한 한방로션 '아토순(純)'은 유근피, 어성초 등 100% 천연약재 15여 가지를 담은 제품으로 스테로이드와 같은 화학물이 전혀 첨가되지 않아 재발의 염려가 없고 예방을 위해서도 적절한 제품이라고 자신한다. 또한 약성이 부드러워 갓난아이는 물론 청소년, 성인, 노인에 이르기까지 누구나 사용할 수 있다는 점도 특징 중 하나이다.

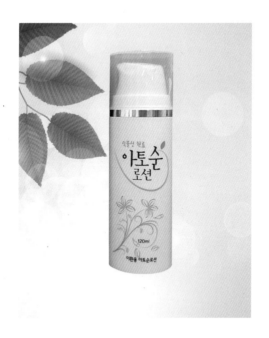

4
아동 아토피와 성인 아토피

▶ 아토피 피부염은 연령에 따라 크게 3기로 나눈다.

제1기 – 생후 2개월에서 2년에 발생, 유아기 습진이 나타나는
        시기

제2기 – 생후 2~10년 사이의 시기로 소아습진이 나타나는 시기

제3기 – 사춘기와 성인기에 나타나는 아토피 피부염의 시기

1. 유아기 아토피 피부염 (태열)

생후 2개월에서 2년 사이에 발생하며 심한 가려움을 동반하는 것

이 특징이다. 양 볼에 수많은 미세한 수포가 발생하고 이것들이 터져서 진물이 흐르는 딱지를 형성한 소양성 홍반으로 나타난다. 경우에 따라 진물이 심하게 흐르고 긁거나 문질러서 감염을 일으켜 고름이 잡히거나 딱지가 앉고 피부가 두꺼워지기도 한다.

건조형에서는 얼굴, 목, 팔, 다리의 피부가 지나치게 건조하여 습진이 되기도 하며 피지 분비가 많은 코 주위에는 발생하지 않는 것이 특징이다. 여름철에는 피부증상이 거의 없어지거나 완전히 정상으로 되기도 한다. 또한 유치가 나거나 감기, 예방주사 등에 의해 습진이 악화될 수 있다.

2. 소아기 아토피 피부염

소아기 습진은 2세부터 10세 사이에 발생하는데, 유아기 아토피 피부염과는 달리 주로 건조한 구진형태로 나타난다. 가려움증이 심해 피부를 오랫동안 긁으면 피부에 태선화를 초래하여 피부가 두꺼워지고, 진물이 나며 하얀 딱지가 앉고 색소 침착이 생기는 경우도 있다.

습진은 주로 팔꿈치나 무릎의 접히는 안쪽, 입 주위, 손목, 눈꺼풀, 목 주위 안면 등에 나타나고 귀 주위에는 균열이 발생하여 진물이 나거나 딱지가 생길 수 있다. 또 발바닥에는 어른에서 흔한 무좀과 같은 증상이 나타난다. 동반되는 질환으로는 소아기 습진의 약 30% 이상에서 발생하는 기관지 천식이나 알레르기성 비염이 있으며 겨울철에 피부염 증상이 악화되었다가 여름철에 거의 사라지는 예가 많다. 경우에 따라 오히려 여름철에 나빠지기도 한다.

아토피 피부염을 앓는 아이들은 가려움 때문에 신경질적이 되거나 짜증이 많아지며 정서적으로 불안해하는 경우가 흔하다. 때문에 성장기 자녀들의 피부 건강을 위해 지속적인 관심과 예방 노력이 필요하다.

3. 사춘기 및 성인의 아토피 피부염

최근에는 자녀들의 사춘기 연령이 점점 낮아지는 것을 목격할 수 있다. 사춘기에는 신체 및 심리적으로 급격한 변화가 이뤄지는 시기이므로 수많은 경우와 변수가 발생하며 아토피 피부염의 경우 주로 얼굴, 목, 팔꿈치, 무릎, 사타구니, 손과 손목 등 접히는 부분과 이마, 눈 주위에 발생한다.

이 같은 증상은 성인들에게서도 마찬가지로 나타나는데 국한성 홍반, 인설, 구진, 또는 수포를 형성하며 심한 가려움증을 동반하는 피부 변화가 일어나므로 사회생활에 지장을 초래하기도 한다.

상처 부위를 긁게 되면 처음에는 진물과 딱지가 생기다가 결국 피부가 거칠어져 가죽처럼 두꺼워지며 사춘기 이후 여성의 유두에 생기는 유두습진은 아토피 피부염의 특이한 증상으로 본다. 피부 가려움증이 심하면 잠을 못 잘 정도여서 수면 부족으로 만성적인 피로에 시달리게 되고, 사춘기나 성인의 경우 학습 및 작업능률 저하, 활동력 감소, 환경적응능력 저하, 정서장애 등을 초래하기도 하며 특히 사춘기의 경우 미관상의 문제로 대인관계에 지장을 주거나 자아형성에 악영향을 미칠 수도 있으므로 조속한 치료가 필요하다.

◎ 소아 아토피의 원인

현대 의학으로도 아토피 피부염의 근본적인 원인이나 염증발생 요소를 정확히 진단할 수 없다. 그러나 환자들의 상태와 발병 시기 등을 분석해 보면 크게 4가지로 아토피 발병 원인을 구분할 수 있다.

① 유전적 영향

전체 아토피 환자의 70%가 부모로부터 받은 유전인자 때문으로 여겨지고 있다. 부모 중 한쪽이 아토피 피부염의 성향이 있을 경우 아이의 60%는 아토피가 나타나고 부모 양쪽 모두 아토피 피부염이 있는 경우는 아이의 80% 정도가 아토피 피부염을 앓는다. 수치상으로 볼 때 유전적 원인이 크다고 할 수 있다.

② 환경적 영향

환경적인 원인으로 집안내부와 외부로 나눌 수 있다. 집안내부에서는 애완동물의 털과 집먼지 진드기를 대표적 원인으로 꼽을 수 있다. 외부적인 요소로는 황사, 꽃가루 등이 원인으로 작용할 수 있다. 이 외에도 갑작스런 운동으로 인한 온도차, 음식, 담배연기, 먼지 등 여러 가지 원인을 고려해야 한다.

③ 면역력 부족

외부에서 균이 침입하여 발생하고 여러가지 신체적 이상으로 면역에 이상이 와서 항원을 제거하는 항체가 제대로 역할을 못하여 면역력이 약화되는 것도 원인으로 꼽힌다.

④ 면역억제제(스테로이드)의 부작용

아토피 피부염이 심할 경우 양방에서는 대체로 스테로이드제를 처방 한다. 이는 가려움증, 통증을 완화시키는 역할을 담당할 뿐 근본적 치료는 기대할 수 없는데 만성적인 스테로이드 사용은 오히려 내성을 키워 재발할 경우 손쓰기 어렵거나 더욱 심한 고통을 수반할 수밖에 없다. 때문에 스테로이드 약품의 과다 사용을 자제하는 것이 필요하다.

◎ 아토피 합병증

아토피 피부염은 재발하기 쉬우며 만성적으로 진행되는 염증성 피부질환으로 피부를 자주 긁게 되는데, 이에 따른 다양한 동반 증상과 합병증이 생기기 쉽다.

① 눈 합병증

아토피 피부염이 심각한 질환으로 분류되는 이유 중 하나는 증상이 오래 지속되면 염증이 여러 신체 장기에 침범할 수 있다는 점이다. 그 중 대표적으로 눈, 즉 안질환을 꼽는다. 아토피 피부염을 앓고 있는 환자 중 25~50%까지 안질환 증상이 나타나고 있으며 안검염, 각결막염, 단순포진각막염, 백내장, 망막박리 등이 구체적 병명으로 보고되고 있다. 이 외에도 증상이 심할 경우 시력 장애를 유발할 수 있는 중증 합병증인 백내장과 망막질환이 각각 12.1%와 6%로 나타나며 단순포진각막염, 포도막염 등도 관찰되고 있다. 아토피 피부염을 장기간 앓고 있는 환자 중 얼굴부위에 증상이 심한 경우는 정기검진을 받는 것이 필요하다.

② 피부 감염

아토피 피부염 환자는 대개 면역력 좋지 않기 때문에 다양한 세균, 바이러스, 진균 등에 의한 피부감염이 흔하게 발생하고 상처가 잘 아물지 않는 현상을 보이는 것이 특징이다.

가장 흔한 세균 감염으로는 황색 포도상구균감염, 털구멍에 염증이 생기는 모낭염, 진물이나 고름이 나오면서 황갈색의 딱지가 앉는 농가진 등이 있다. 바이러스 감염으로는 단순 포진, 전염성 연속종(물사마귀), 사마귀 등이 흔히 발생한다.

단순포진은 아토피 피부염 부위 혹은 전신에 넓게 소수포들이 갑자기 나타나 농포로 변하고 고열이 나타나서 종종 피부과에 입원하는 포진상 습진 혹은 카포지 수두양 발진을 일으킬 수 있고 사마귀는 손이나 발에 넓게 생기기도 한다. 흔히 물사마귀라고 불리는 전염성 연속종이 정상인 보다 아토피 피부염 환자에게 넓게 발생하고 치료에 잘 반응하지 않는다.

일반적으로 소아에게는 무좀이 잘 안생기는데 아토피 피부염 환자에게서는 손발이나 사타구니 부위에 트로코피톤 루브럼(Trichophyton rubrum · 백선) 같은 진균 감염이 이차적으로 잘 생기는 것으로 보고되고 있다.

③ 건조증

건조증은 아토피 피부염 환자들에게는 가장 흔하게 발견할 수 있는 증상이다. 아토피 환자의 피지 분비는 정상적이지만 지질 성분의 이상이 발견되며 눈으로 보이지 않는 병리학적인 피부염의 소견도 많다. 따라서 아토피 피부염의 건조증은 피부 각질층의 장벽 기능이 손상되어 피부를 통한 수분 손실이 정상인보다 증가하고 외부의 자극 물질이나 항원이 쉽게 피부를 통과하여 다양한 피부 질환을 일으킬 수 있다.

④ 손 습진

아토피 피부염 환자에게서는 손에 습진이 흔히 발생하는데 대부분은 비특이적 자극성 피부염이다. 일반적으로 손등에 발생하며, 손바닥과 손목에도 나타난다. 때때로 손바닥이나 발바닥이 두꺼워지고 갈라져서 주부 습진처럼 보이기도 하는데 병원에 가더라도 종종 진균 감염으로 오진 받고 무좀 연고를 바르다 악화되는 경우도 있다. 손을 자주 씻거나 비누, 세제, 소독제 등을 자주 사용하면 악화되기 쉽고 자주 물에 손을 대는 직업을 가진 사람의 경우에는 치료가 어려운 손 습진을 보일 수 있으므로 특별한 주의가 필요하다.

⑤ 심상성 어린선

어린선은 물고기 비늘을 뜻하는 말로 '인설', 즉 피부에 비늘처럼 하얗게 각질이 일어나는 것을 말한다. 이같은 피부에는 요소 함유 외용제, 젖산 함유 외용제, 살리실산 함유 외용제 또는 레티노이드 크림을 사용하는 것이 효과적이다.

⑥ 박탈성 피부염

박탈성 피부염은 피부의 전체 또는 거의 모든 부위가 빨갛게 되고 벗겨지는 염증성 질환으로 대부분의 아토피 피부염 같은 피부질환이나 전신질환에 대한 이차적 또는 반응성 과정으로 나타난다. 고열과 림프선병이 동반되면서 일반적으로 이차 감염이 동반되었을 때 나타난다. 드물게는 심한 아토피 피부염 환자에게서 전신 스테로이드제를 중단한 후에 발생하기도 한다.

⑦ 정서적 장애

아토피 피부염이 심한 환자는 참을 수 없는 가려움증 때문에 피부를 자주 긁는다. 밤낮으로 긁는 일이 많아 밤에도 깊은 잠을 자지 못해 점점 예민해지기 쉽다.

또 장시간 집중이 어려워져 학습 능력이 떨어질 수 있다. 정서적으로도 감정 기복이 심해 쉽게 우울해지고 작은 스트레스를 받아도 지나치게 예민하게 반응하기 쉽다. 심할 경우 만성적으로 불안을 느끼고 분노에 대한 반응도 예상을 뛰어넘을 때가 많아 심리적인 치료가 동반될 수 있으며 증상이 보여지는 외모에 따른 스트레스도 매우 크다.

◎ 효과적으로 아토피 연고 바르기

아토피 피부염 환자들은 당연하게 바르는 연고나 적절한 보습제 등을 처방 또는 추천 받는다. 하지만 의외로 약효를 높이는 연고 바르는 방법을 모르는 사람들이 많다. 특히 스테로이드 연고와 면역조절제를 불가피하게 처방받은 경우 증상완화를 위해 바르는 편이 나을 수 있다. 하지만 가급적 천연 성분으로 만든 치료제를 바르는 것을 권장한다.

스테로이드제를 바를 때에는 병변이 발생한 부위와 크기, 환자의 나이에 맞게 사용해야 한다.

바르는 부위로는 점막, 음낭, 눈꺼풀은 얼굴 보다 흡수율이 4배나 높고, 얼굴은 손·발바닥에 비해 36배나 흡수율이 높기 때문에 부위별로 처방되는 스테로이드제는 정확히 명시된 그 부위에만 발라야 효과를 얻을 수 있다.

또한 환자 나이에 따라 흡수율이 달라진다. 유아는 체중에 대한 체표면의 비율이 높고 대사속도가 느려 성인에 비해 전신적으로 흡수되는 가능성이 높으므로 부작용도 더 많이 발생한다. 따라서 성분이 약한 스테로이드제를 성인 보다 짧은 기간에 사용해야 하며, 연고를 바른 후 증발을 막는다고 비닐 등으로 덮지 않는 것이 바람직하다.

각종 매체를 통해 스테로이드제의 부작용에 대해 많은 사람들이 알고 있다. 과장된 부분이 없지 않지만 가급적 사용을 자제하는 것을 나 또한 권한다.

바르는 스테로이드제의 부작용에는 피부위축, 스테로이드 여드름, 입 주위 피부염, 자반(멍), 모세혈관 확장, 다모증, 접촉피부염, 감염증 악화 등이 있다. 강한 스테로이드제를 바를수록 얇은 피부에 바를 때, 노인이나 소아가 바를 때, 바르고 비닐 등으로 밀폐할 때 부작용이 크다.

일반적으로 연고는 피부염이 갑자기 악화되었을 때만 사용하는데 호전될 때까지는 매일 바르고, 이후 일주일에 2번, 피부염이 잘 치료되면 간격을 길게 하여 사용하는 것이 좋다.

아토피 환자일수록 규칙적인 목욕으로 몸의 청결을 유지하는 노력이 필요하다. 목욕 후에는 3분 이내에 보습제를 바르고 연고는 약 2시간 후 병변 부위에 바르는 것을 권장한다. 하지만 현실적으로 실천하기 어려울 경우 30~40분 후에 연고를 바르는 것이 적당하며 연고의 종류마다 다르지만 무조건 자주 바르는 것 보다는 아침, 저녁 하루 2번 정도 바르는 것이 좋다.

연고를 바를 때는 병변의 중심에서 주변으로 퍼지는 방식으로 발라주고 부작용을 막기 위해 장기간 사용은 금한다.

▶ 주의사항

① 같은 부위에는 스테로이드 연고와 다른 국소도포제를 함께 사용하지 말아야 한다.

② 연고를 바르고 외출할 때에는 반드시 자외선 차단제를 바른다.

③ 연고를 바를 부위에 염증이 있으면 염증 치료 후 바른다.

④ 연고 또는 면역조절제를 바른 후에는 비닐로 덮는 밀폐요법은 가급적 피한다.

⑤ 예방접종은 연고를 바르기 전이나 마지막 사용 2주 후에 한다.

◎ 올바른 비누 사용법

흔히 아토피 환자에게 비누가 일방적으로 나쁜 것으로 오해하곤 하는데 오히려 피부질환을 앓고 있는 사람일수록 피부 청결을 위해 비누를 사용하는 편이 좋다. 단 아토피 피부염 환자들은 피부가 민감하기 때문에 올바른 비누 사용법으로 피부 청결을 유지하면서 증상 악화를 방지하는데 주의를 기울여야 한다. 특히 소아 아토피 환자의 경우 똑똑한 사용법을 찾는 노력이 필요하다.

① 중성 또는 약산성 비누 사용하기

산도 7을 중성이라고 하고 그 이하는 산성, 이상은 알칼리성이라고 하는데 정상적인 피부의 산도는 4.5~6.5로 본다. 피부는 약간의 산성일 때 방어기능이 강하여 수분손실 및 미생물이나 곰팡이가 피부로 침투하는 것을 막을 수 있다. 피부의 정상적인 산도에 맞지 않는 비누나 기타 스킨케어 제품을 계속 사용할 때는 방어기능이 떨어지므로 여러 가지 피부 질환이 생길 수 있다. 한편 알칼리성 비누를 사용하면 피부의 산도가 높아져 피부가 건조해지고 세안 후에 당길 수 있다. 특히 아토피 환자의 경우에는 피부의 수분과 지방함량이 더욱 감소하게 되고 가려움증이 악화될 수 있으므로 중성이나 약산성 비누를 사용하여 목욕하는 것이 바람직하다.

② 산성 비누와 알칼리성 비누

비누는 피지, 더러움, 땀, 때 등을 피부로부터 제거해 주는 역할을 한다. 중성이나 약산성 비누는 사용 후에도 미끈거리는 느낌이 남아 있어 개운함이 덜 하지만, 알칼리성 비누로 씻은 후에는 뽀드득하는 말끔하고 상쾌한 느낌이 들어 사람들이 좋아한다. 그러나 알칼리성 비누는 피부의 산도를 변화시켜 해로울 수 있으므로 특히 아토피 피부염 환자에게는 좋지 않다.

이 외에도 최근엔 아토피피부염의 악화인자 중 하나인 포도상 구균을 감소시킬 수 있는 약용비누도 개발된 바 있다. 그러나 이러한 제품들도 일부에서 보고된 바에 따르면 기대와 달리 자극이 클 수 있으므로 사용에 주의를 기울여야 한다. 이 외에도 특수한 용도 및 외관을 갖는 비누로는 부유비누, 물비누, 분말비누, 종이비누 등이 있다.

비누의 종류

- **화장비누** : 냉수와 온수 모두에서 적당히 거품을 내고 물에 담가도 그다지 부풀어 오르지 않으며 자극이 적고 다양한 향을 함유한 제품이 많다.

- **투명비누** : 매우 투명해 모양이 예쁘고 피부보호 작용도 우수하며 사용감도 부드럽다. 그러나 물에 잘 녹아 시간이 지나면 흐물흐물해지는 단점이 있다.

- **합성화장비누** : 센물에서 거품이 잘나고 비누찌꺼기가 생기지 않게 하며 비누의 알칼리성을 개선한 비누이다. 단점은 가격이 비싸고 비누거품이 잘 없어지고 산뜻한 느낌이 별로 없다는 것이지만 기저귀를 사용하는 유아나 습진이 있어 알칼리에 민감한 사람에게 알맞은 중성비누이다.

③ 올바른 비누 세안법

자신의 피부에 적합한 비누를 선택하여 사용하는 것이 올바른 세안법의 1차적인 방법이다. 즉, 건성피부는 보습효과가 높은 제품, 지성피부는 탈지력이 강하면서 세정력이 뛰어난 제품, 복합성피부는 자극 없이 피지를 제거하면서 수분공급이 가능한 제품, 중성피부는 세정력과 보습효과가 있는 제품을 사용하는 것이 최상의 방법이다.

아토피 피부염 환자의 경우는 건성피부이므로 보습력이 강한 비누를 사용해야 한다. 비누 세안법은 피부타입이나 아침과 저녁에 따라 달라지지는 않고, 가장 중요한 것은 비누성분의 찌꺼기가 남지 않도록 여러번 물로 헹구어 주는 것이다.

④ 비누 상식 Q&A

Q. 향과 색이 없는 비누는 순한가?

A. 무색, 무향비누는 비누를 만들 때 단지 향료와 색소를 안 넣었거나 적게 넣은 것이므로 무향, 무색이라고 해서 순하다거나 세정력이 약하다고 단언할 수 없다. 단, 색소나 향 성분이 피부에 알레르기 반응을 일으킬 수 있으므로 향과 색이 있는 제품은 가급적 사용하지 않는 것이 좋다.

Q. 한 가지 비누만 쓰면 피부가 약해지나?

A. 피부타입에 적합하다면 한 가지 제품만 계속 사용해도 무방할 것으로 본다. 피부타입은 온도나 습도와 같은 기후, 계절, 컨디션에

따라 달라질 수 있으며 한 가지 세정 제품만 사용한다고 해서 피부가 약해지진 않는다.

Q. 식물성 비누가 동물성 비누보다 피부에 더 좋은가?

A. 식물 성분의 비누는 비누제조에 필요한 기름성분을 동물성기름 대신 식물성기름을 사용한 것을 말한다. 두 가지 모두 알칼리로 중화하여 염을 만들기 때문에 식물성비누가 특별히 피부에 더 좋은 것은 아니다.

◎ 아토피 피부염 치료를 위한 보완대체의학

최근 정통의학을 대신하는 대체의학에 대한 대중들의 관심이 높다. 미국 국립의료원에서도 '보완대체의학' 이라는 공식명칭으로 대체의학을 규정하고 있다. 외국의 경우에는 서양의학을 제외한, 한의학을 포함한 모든 의학을 보완대체의학으로 정의하는 반면, 우리나라에서는 서양의학과 한의학을 제외한 모든 비정통의학을 일컫는다.

① 한약

우리나라에서 가장 많이 사용하고 있는 보완대체요법은 한약이다. 우리나라의 한약은 외국의 약초요법인 허브치료와 차이가 있는데, 외국의 약초요법은 식물에서 추출한 물질을 이용한 치료법으로 국내에서의 생약을 의미하고, 한약은 동양의학을 기초로 동물과 식물에서 얻은 물질을 이용한다. 한방에서는 폐가 피부를 주관하는 기관으로 생각하고 있어 폐경락과 대장경락을 통하여 침술을 사용한다.

이와 같이 한방에서는 음양오행설과 경락이론을 바탕으로 아토피 피부염을 진단하고 치료하며, 치료의 궁극적인 목표는 인체의 음양허실의 편차를 조절하는 것인데 이는 양의학의 면역조절과 비슷하다.

② 유사요법

우리나라에서의 한약과 같이 외국에서는 유사요법이 시행되고 있는데, 이는 건강한 사람에게는 병을 유발할 수 있는 식물이나 광물을 환자에게 극소량을 사용하면 오히려 병을 치료할 수 있다는 이론에서 기원한 양의학의 전통적인 보완대체요법이다.

③ 온천요법

온천을 병의 치료수단으로 이용한 것이며, 소금을 이용한 소금목욕, 심해 해수를 이용한 해수목욕 등도 이에 속한다.

④ 건강 보조식품

아토피 피부염과 관계되는 건강 보조식품으로는 라벤더, 감잎, 달맞이꽃 종자유, 우롱차 등이 있다. 달맞이꽃 종자유는 아토피 피부염 환자에게서 감소되어 있는 감마 리놀레익산을 보충하여 피부를 튼튼하게 하며, 우롱차는 아토피 피부염 환자의 피부를 좋아지게 하는데 효과가 있는 것으로 밝혀졌다.

⑤ 전통 민간요법

전통적인 민간요법에는 죽염, 들깨기름, 계란기름이나 호도기름, 알로에 잎의 껍질을 벗겨서 나온 즙, 국화꽃잎이나 줄기를 찧은 즙, 마늘즙, 녹두즙, 쑥을 물에 달이거나 식초에 담가 만든 액체 등을 피부에 바르는 방법 등이 있다. 또 창포잎이나 붉은색 향나무를 달인 물로 목욕하거나, 갈근즙, 인동차, 비파차, 국화차, 솔잎차, 율무차, 화분이나 꿀 등을 섭취하기도 하는데 이는 정확하고 객관적인 치료법이 아니므로 신중하게 실행해야 한다.

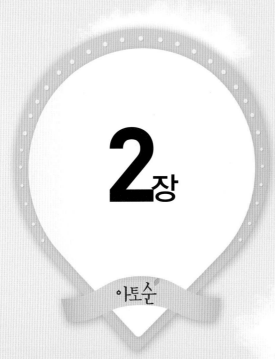

2장

아토순

아토순의 탄생

1
피부염 치료제 개발의 시작

　때로 누군가의 말 한마디가 인생의 방향과 삶의 태도를 결정짓는 계기가 되기도 한다.

　나는 오랜 노력 끝에 한의대에 입학했다. 부지런히 전공 공부를 하기로 마음먹고 수업을 들었는데 강의 시간에 어느 교수님께서 "한의학을 잘하려면 창의성이 있어야 된다."고 말씀하시는 것이다. 언뜻 특별한 말이 아니라고 여길 수 있지만 나는 그날 이후 지금까지 그 말씀 덕분에 진심으로 한의학을 재미있고 즐겁게 공부 했다.

　단순히 의학 공부를 열심히 해서 자격을 갖추는 것만이 한의학을 비롯한 모든 학문의 전부는 아닐 것이다. 지금 생각해보면 나는 대학에서 배운 전공과목은 물론 교양과목에서도 많은 것을 배우고 얻었다.

교양 물리시간에는 F=ma(힘=질량*가속도)의 이론을 들으면서 침의 자극은 크기나 굵기, 즉 무게*가속도가 얼마나 환자의 피부에 영향을 미치는가를 상상하며 공부하고 침을 놨다.

또 한의학 서적을 보며 한방 비염치료제로는 알약이 없고 거의 물약이란 사실을 알고 '먹기에 편한 알약을 만들어 보자'는 발상을 하게 되었다. 이 역시 청비환, 즉 알약을 만들게 된 결정적 계기로 작용했다.

이런 발상의 기초는 '한의학은 창의성'이라고 하신 교수님의 말씀이 작용한 것이다. 지금도 이 말은 내 가슴을 뜨겁게 만든다. 밤새워 연구를 거듭하던 때의 그 열정, 또 지금 그 이야기를 적고 있는 새벽 이 시간까지의 열정이 바로 한의학은 창의성이 필요한 학문이며 때문에 즐겁고 재미있는 도전으로 매일 새롭게 연구를 하게 되는 원동력으로 작용한다.

◎ 피부염 치료제 '아토순' 개발 동기

아토피는 완치가 힘든 피부염으로 인식되어 온 게 사실이다. 많은 양·한방 의사들이 아토피 개선제를 위한 연구와 개발을 거듭하고 있으며, 각 병의원은 물론 약국이나 일반 상거래 시장에서 입소문 난 각종 아토피 개선 치료제, 화장품이 날개 돋친 듯이 팔려나가고 있는 실정이다. 이는 그만큼 아토피 피부염으로 고생하는 사람들이 많다는 사실을 나타내는 것이기도 하다.

'코나무' 인 느릅나무의 효능을 담은 청비환으로 많은 사람들에게 알려지게 된 평강한의원에는 비염을 비롯해 면역력 저하로 나타나는 각종 질환을 치료받기 위해 내원하는 환자들이 많았다. 특히 피부 질환계는 계절이 바뀔 때 마다 환자가 늘어나고 있는 실정이어서 나는 이에 대한 근본 원인을 파악해야겠다는 생각이 있었다. 이를 개선할 수 있는 치료제 개발의 필요성을 느꼈기 때문이다.

하지만 한의원 진료와 공부, 대외 활동 등으로 좀처럼 시간을 내기 어려운 상황이 지속되어 피부염 치료제 개발 연구를 뒷전으로 미뤄둔 채 시간만 흘렀다.

그러던 5년 전 어느 날, 한의원의 한 직원이 아토피 때문에 10년 간 고생하고 있다며 치료약을 만들어 달라는 부탁을 해 왔다. 청비환으로 비염, 축농증을 치료하기에 바쁜 나로서는 부담이 되어 한마디로 거절했다. 코 질환 환자 치료하기에도 바쁜데 그 사정을 제일 잘 아는 사람이 다른 전문 병원에서 치료할 것이지 왜 나한테까지 부탁하나 싶었다. 그 사정을 모르는 바는 아니었다. 사실 그 직원은 10년 동안 병원을 다녔지만 치료가 안 되어 오래 고생한 탓에 마지막이라는 심정으로 나에게 치료를 부탁한 것이었다.

거듭되는 직원의 간청으로 마음이 조금씩 움직였다. 실상 20년 전부터 피부약 개발을 시작했으나 청비환으로 정신없는 나날을 보내면서 잠정 중단한 상태인 것도 마음에 걸렸다.

현대인들이 앓고 있는 각종 크고 작은 질환은 환경 변화와 무관하지 않다. 또 식생활이 과거와 완전히 달라진 요즘 세대들은 우리가 나고 자랄 때 전혀 알지 못했던 여러 질환으로 고생하고 있다. 특히 나는 이처럼 원인을 알 수 없는 질병으로 괴로움을 겪는 사람들이 많다는 것을 의료계 종사자로서 수없이 많이 접했기 때문에 나의 전문 분야에서 만큼은 치료법에 대한 연구를 게을리하지 말아야겠다는 사명감도 있었다.

신기하게도 이때부터 연구에 대한 의지가 강하게 마음에 자리하게 됐다. 곧바로 특수 한약 추출기를 구해서 약을 만들기 시작했다. 연구 후 약을 만들어 발라보는 과정을 거듭했다. 약을 만들어 바를 때마다 효과가 나타나기 시작했다. 병원에서 그토록 고생하던 직원에게 약을 주어 바르게 했다. 놀라운 것은 그 직원의 피부 상태가 서서히 좋아졌다는 것이다. 그럴수록 나 역시 신바람이 났다.

사실 약은 단숨에 만들어지지 않았다. 직원의 피부염이 계기가 되어 그날 이후 3개월 동안 매일 새벽기도 가서 하나님께 지혜를 달라고 기도 했고, 기도를 마친 후 한의원에서 밤늦게까지 연구에 매달렸다.

새벽 기도에 나갈 때마다 한 가지씩 아이디어가 떠올랐다. 나는 하나님께 간절히 기도했다. "전 세계 인구 중 20%가 피부병 때문에 고생하는데 내가 만든 약으로 아토피 없는 세상을 만들어 주세요."라는 기도를 매일 하며 약 만들기를 거듭했다. 스테로이드가 없는 천연 약재로 아토피가 치료될 수만 있다면 그 자체가 내 자신에게도 큰 감동이라는 생각에서였다.

그러던 어느 날 연구 핵심이 되는 약재를 발견했다. 바로 느릅나무 껍질, 즉 유근피(楡根皮)였다. 유근피는 스트레스와 불면증을 다스려 마음을 편안하게 해주고 특히 염증을 잘 다스려 주는 약재로 알려져 있다. 특히 예로부터 종기 등 악성피부병에 많이 사용되고 있는데 종기나 부위에 생 느릅나무 껍질을 벗겨 찧어 붙이면 고름이 빠져 나오고 새살이 잘 돋아나와 최고의 종창약으로 활용되고 있다.

◎ 느릅나무 진액과 한방 성분을 담은 아토피 로션

몇 개월 동안의 연구와 임상 실험을 거쳐 드디어 로션 타입의 치료제를 완성했다. 피부염 때문에 고생하는 지인들과 한의원 내원 환자들에게 바르는 약처럼 사용하라고 권하고 결과를 관찰해 보았다.

그 결과 내가 만든 로션 타입의 피부염 치료제를 바른 환자들이 약을 바르는 즉시 붉게 돋아난 피부 부스러기와 건조증이 사라지는 효과를 얻을 수 있었고, 또 일주일에서 길게는 이주일 정도 사용한 환자들이 거의 완치에 가까운 깨끗한 피부로 다시 연락을 해 오거나 한의원으로 찾아오는 것을 보고 자신감을 얻게 됐다.

로션 타입의 치료제는 특히 여드름 치료에 탁월했다. 이는 느릅나무 특유의 보습효과 때문이다. 느릅나무 껍질에 담긴 성분이 갈라진 발바닥은 물론 습진으로 피부가 벗겨지는 상태를 치료하는데 효과적이기 때문이다. 나는 이 같은 임상실험과 환자들의 치료 결과를 바탕으로 아토피, 여드름은 물론 다양한 피부병에 느릅나무와 한약 성분을 담은 자체 개발 로션을 더욱 폭넓게 적용하기 시작했다.

치료 목적의 로션타입 약제 개발 후 많은 악성 피부병이 완치되어 가는 것을 보면서 악성 피부병뿐만 아니라 주로 환경의 변화와 식생활의 변화로 생기는 아토피, 여드름 등 한방로션으로 범위를 넓혀 많은 사람들이 접할 수 있게 대중화하는 것이 좋겠다는 희망이 생겼다.

한방에서 보는 태독(胎毒)의 원인

본래 태독, 즉 아토피란 아이가 태중에 있을 때 모체로부터 화독(火毒)을 감수하므로 인해 출생 후 각종 창진(瘡疹)이 발생하는 것을 말한다. 또 다른 이유로는 기름진 음식을 함부로 먹거나 자주 화를 내거나 음욕(淫慾)에 빠지거나 매독(梅毒)등의 악질(惡疾)을 앓으므로 인해 그 화독이 정혈 속에 쌓여 발생한다. 유독(○毒), 즉 요즘 유행하는 아토피성 피부염과 유사한 증세로 태독창양(胎毒瘡瘍)이 있는데 임신부가 자극적 음식이나 볶거나 튀긴 음식을 과식하였거나 혹은 칠정(七情)으로 내부의 화(火)가 망동(妄動)하여 열독(熱毒)이 태중(胎中)으로 이전(移轉)되므로 인해 태어난 후에 발생한다고 봤다.

2

천연한방 아토피 치료제 '아토(ATO) 순(純)'

　드디어 완성된 피부염 치료제는 100% 순수한 성분으로 만들어 아토피 등 여러 피부를 치료할 뿐만 아니라 어른은 물론 피부가 민감한 어린이가 사용해도 바르면 바를수록 피부가 건강해지고 아름다워진다는 확신을 가진 후 생산에 박차를 가하게 되었다.

　특히 사용자들이 '효과가 좋다', '바르는 느낌도 좋고 향기도 좋다' 는 사용 후기를 보내와서 큰 보람도 느끼게 됐다. 이를 더 많은 사람들이 사용할 수 있도록 화장품으로 만들고 싶은 마음이 생겼다. 결정적으로 아프리카에서 선교 활동을 하시던 선교사님이 피부병을 얻어 손가락이 크게 손상된 모습이 담긴 사진을 보면서 하루 빨리 민감성 화장품을 출시해야겠다는 욕심이 생겼다.

◎ 순하고 순한, 아주 순한 '아토순'이라는 이름

평강한의원이 개발하는 천연 한방 로션 아토순의 특징은 100% 천연 약재를 사용한다는 것이다. 핵심 원료인 유근피는 혈액을 순환시키고 어혈을 제거하고 새 살을 잘 나게 하는 약재이며 여기에 어성초, 삼백초 등 15여 가지 약재를 첨가했다. 피부를 보호하며 문제적 피부질환을 치료해 쉽게 재발되지 않는 것이 아토순의 으뜸이 되는 효능이다.

그래서 제품명도 순(純)이다. 스테로이드를 비롯한 피부 유해 물질이 전혀 없고 순수한 피부에 부담이 없으며, 피부를 보하고 건강해지는 가장 좋은 물질을 넣어 만든 약이다.

순수한 약재를 이용하여 순수한 처음의 피부로 만들어 주며, 새순처럼 다시 새로운 피부로 되살린다는 의미를 담고 있다. 또 '아토피를 치료 잘하는 최고 순하고 부드러운, 누구나 쓸 수 있는, 마치 잎사귀의 어린 순'을 연상 시킨다. 실제로 아토순을 사용한 많은 환자들 중 갓 태어난 아기, 어린 아이, 임산부, 욕창이 생긴 100세 노인 등 남녀노소 모두 문제없이 쓰고 효과를 얻기도 했다.

아토순 로션의 주 재료인 느릅나무는 피부를 보호해주는 작용을 한다. 예부터 느릅나무 즙을 얼굴에 바르면 얼굴이 뽀얗게 된다고 하여 피부미용에 쓰이기도 했다. 보통나무는 줄기껍질을 벗기면 죽는데 느릅나무는 껍질을 벗겨도 죽지 않고 재생되는 놀라운 회복능력을 가지고 있다. 나무껍질은 사람으로 치면 피부에 해당되는 것으로 이러한 느릅나무의 성질이 악성 피부병을 치료해주고 보호해 주는 것이다.

특히 예부터 악성피부병에 느릅나무를 써왔는데 현대판 악성피부병인 아토피에 써본 결과 빠른 회복능력은 물론 쉽게 재발되지 않는 효력이 있었다. 아토피, 습진, 건선, 지루성 피부염, 알레르기성 피부염, 여드름 등 피부에 있어 노폐물을 제거시키고 혈액 순환을 잘 시키며 어혈을 없애주고 피부 재생 효과가 빠르게 나타나는 것을 써본 결과 확인 할 수 있었다.

느릅나무는 한자로 유(楡), 영문으로는 '엘름(Elm)' 이다. 느릅나무는 '활인영목' 이라고도 불리며 우리나라 대표적인 구황식물(가뭄이나 흉년이 들었을 때, 전쟁으로 인해 먹을 것이 없을 때 식량 대신 먹었던 풀이나 나무껍질을 말함)이다. 여린 잎은 나물로 먹기도 했다.

성분을 보면 식이성 섬유질이 풍부하고 지방, 포도당, 오당류, 호모다당류, 과당, 전분, 점액질, 유지성분 등이 함유되어 있다. 이러한 성분들은 변비에도 좋고 피부 보습하는 효과도 있다. 느릅나무는 산속 깊은 계곡 깨끗한 냇가에 주로 자란다. 깨끗한 지역에 주로 자라는 느릅나무의 성질이 깨끗한 피부를 만드는 것과 상관관계가 있다.

느릅나무는 우리나라 많은 자료에 등장하고 있다.

강판권 선생이 쓴 〈나무열전〉이란 책에는 느릅나무에 대해 이렇게 적혀 있다.

"옛날 한 젊은 어머니와 어린 아들이 산길을 가다가 아들이 비탈에서 굴러 떨어져 엉덩이 살이 찢겨 나가고 심하게 다쳤다. 상처는 낫지 않고 점점 심하게 곪아서 마침내 위독한 지경에 이르렀다. 어느 날 어머니 꿈에 수염이 하얀 노인이 나타나서는 '아들이 죽어가는데 어째서 잠만 자고 있느냐' 면서 야단을 치더니 대문 앞에 있는 나무를 가리키며 '이 나무의 껍질을 짓찧어 곪은 상처에 붙이도록 하라' 고 일렀다.

놀라서 깨어난 어머니는 대문 앞에 있는 나무의 껍질을 조금 벗겨서 짓찧어 아들의 상처에 붙이고 천으로 잘 싸주었다. 과연 며칠 지나지 않아 곪은 상처에서 고름이 다 빠져 나오고 새살이 돋기 시작해 한 달쯤 뒤에는 완전히 나았다. 아들의 곪은 상처를 낫게 한 것이 바로 느릅나무다.

민간의학자 인산(仁山) 김일훈(1909~1992)선생은 느릅나무가 '최고의 종창약'이며 각종 비위질환에 뛰어난 효과가 있는 신약(神藥)이고, 사람을 살리기 위해 나온 활인영목(活人靈木)이라고 하였다.

열여섯에 만주로 건너가 독립운동에 투신한 인산은 일본경찰의 눈을 피해 20여 년을 묘향산에 숨어 살았다. 그때 그곳 사람들이 유달리 건강하고 병 없이 장수하는 것에 관심을 갖고 살펴본 결과, 느릅나무 껍질을 늘 먹는다는 점을 발견했다.

느릅나무 껍질을 율무 가루와 섞어 떡도 만들어 먹고 옥수수 가루와도 섞어 국수를 밀어 먹는데, 그들은 상처가 나도 일체 덧나거나 곪는 일이 없었으며 난치병은 물론 잔병조차 앓는 일이 거의 없었다고 한다."

여기서 나는 오래 전부터 '느릅나무 껍질을 늘 먹는다'라는 의미에 주목했다. 이미 나는 국내 최초로 느릅나무로 만든 비염 치료제 '청비환'을 통해 평강식물원을 여기에 있게 했다. 느릅갈비, 느릅냉면, 느릅차, 느릅빵 등 느릅나무를 이용한 다양한 응용제품이 속속 나오고 있다. 평강식물원 '동의보감 약용식물원'에도 '느릅나무 뜨락'이 있다. 느릅나무가 갖는 약재의 우수성과 다양한 종류의 느릅나무를 알리고 또 알기 쉽게 설명하고자 별도의 뜨락을 만든 것이다. 앞으로 느릅나무가 수많은 사람을 치료하고 모든 이에게 주목 받을 것이라 확신한다.

소의 코에 뚜레를 한 것을 한번쯤 봤을 것이다. 이 뚜레는 예부터

느릅나무로 만들었다. 소의 코를 처음 뚫으면 상처가 생기는데 상처
난 부위를 빨리 회복시키고 덧나지 않게 하기 위해 느릅나무로 코뚜
레를 만든 것이다. 느릅나무 껍질에는 수액이 나오는데 그 수액을 도
자기의 광택을 낼 때 유약을 바르는 것처럼 피부에 바르면 뽀얀 피부
를 만들어 준다고 알려져 있다.

우리가 가장 좋아하는 이야기 중 하나인 〈바보온달과 평강공주〉
속에서도 느릅나무가 등장한다. 평강공주를 배필로 만나기 전, 바보
온달이 가난해도 버틸 수 있었던 이유도 알고 보면 '느릅나무 껍질'
이 한몫 단단히 했다고 본다. 배고픔 때문에 느릅나무 껍질(楡皮)을
벗기려고 툭하면 산속으로 간 것이다. 이 때문에 몸이 튼튼해져 결국
에는 '장군'으로 맹활약하게 됐던 것이 아닌가 싶다.

참느릅나무가 일반 느릅나무보다 효과가 좋다. 아토순은 참느릅
나무에 어성초, 삼백초 등 피부 독소를 제거 시키고 피부를 보하는
15여 가지를 담아 만들어 현대 난치병으로 불리는 아토피 치료에 새
로운 희망으로 떠오르고 있다.

하루 빨리 전 세계에 아토순을 보급해서 누구나 쉽게 사용하는 날
이 오기를 소망해 본다.

〈아토순〉에 쓰이는 주요약재

① 느릅나무껍질

느릅나무는 염증의 최고 성약이면서 약성이 부드러워 예로부터 구황작물로 써왔다. 고구려 평원왕 때 평강공주가 온달을 찾아갔을 때 온달은 어머니를 봉양하기 위해 느릅나무를 캐러 갔었다. 동의보감에도 '구황작물로 느릅나무를 쓰라' 했다.

옛날에는 종기가 있을 때 뿌리껍질을 빻아서 밀가루 반죽하여 종기에 붙이면 고름이 쏙 빠져나오고 새살이 잘 나와 많이 사용했고, 뿌리껍질에서 코와 같은 진액이 나와 코나무 뿌리껍질, 혹은 코의 병을 잘 치료한다 하여 코나무껍질이라 부르기도 했다.

느릅나무는 코뚜레로 많이 사용했는데 염증을 제거하는 성분과 껍질을 벗기면 매끄러운 성질이 있어서 그러하다.

아토피에는 느릅나무 껍질을 달여서 그 물을 마시거나 바르면 효과가 있다.

효능은 이뇨, 거담, 소염, 해독작용을 하므로 전신부종, 소변불리, 대하, 불면, 출혈, 피부개선, 종기, 아토피 등에 적용한다.

② 어성초

어성초는 생잎을 따서 냄새를 맡아보면 생선 비린내가 물씬 풍기므로 어성초라고 한다.

약재는 비린내가 전혀 없다. 약모밀이라고 부르기도 한다.

효능은 해열, 해독, 배농, 소염, 이뇨작용을 하므로 폐농양, 해수, 천식 인수염, 종기, 아토피, 피부염에 적용한다.

아토피, 피부염에는 항균작용과 면역기능을 활성화해서 치료 작용을 한다. 다려서 그 물을 복용하거나 아토피에 그 물을 발라도 좋다.

③ 삼백초

삼백초는 어성초와 유사하게 생겨 구별하기 힘드나 어성초 잎을 따보면 비린 냄새가 나지만 삼백초 잎은 비린내가 없고, 여름에 흰 꽃이 피고 잎 도 줄기도 희게 되므로 붙여진 이름이다.

효능은 해열, 이뇨, 소염, 해독작용으로 전신부종, 소변불리, 이질, 황달, 대하, 피부창양, 습진, 아토피를 치료한다. 아토피, 피부염에 항균, 소염, 해열작용으로 효험을 얻는다. 다린 물을 바른다.

④ 솔잎

소나무의 잎은 차로 마시기도 하고 송편을 만들 때에 향을 내고 찜질이나 목욕할 때도 사용한다. 약간 발효한 것은 솔 향이 짙은 술이 된다.

효능은 풍습제거, 살충, 혈액순환을 촉진하므로 사지마비, 피부염, 피부소 양, 타박상, 신경쇠약, 발모, 아토피에 사용한다. 아토피에는 살균과 소염 작용으로 효력을 얻는다. 피부가려움에 다려서 바르기도 한다.

⑤ 부평초

개구리밥이라 불리는 부평초는 피부염증을 제거하는데 신속한 반응을 보 인다. 근래에는 이 식물이 관상용으로도 각광을 받고 있으며 피부미용제 로도 응용되고 있다.

효능은 발한, 해열, 피부소양치료, 이뇨작용으로 감기발열, 피부은진, 소 변불리, 부종, 창양, 아토피를 치료한다. 해열, 살균 작용으로 아토피에 효 과가 있으며 가려운 피부, 건조한 피부에 쓰면 좋다. 아토피 피부에 다린 물을 발라도 좋다.

3

아토순으로 새 삶을 찾은 사람들

평강한의원에서 자체 개발한 100% 천연원료로 만든 피부질환 개선용 한방로션 아토순은 청비환과 함께 나와 평강한의원의 이름을 널리 알린 브랜드로 자리매김 했다.

무엇보다 고맙고 기쁜 것은 아토순을 사용한 환자들의 치료사례를 통해 그들의 아픔에 내가 동참했고 또 건강을 되찾은 환자들의 기쁨에도 내가 함께 한다는 사실이다.

10년 동안 아토피로 하루도 잠을 잘 못자고 지냈다며 찾아온 한 환자는 처음에는 온갖 방법으로 치료해보려고 해도 치료가 안 되었는데 아토순으로 치료가 되겠냐는 것이었다. 하지만 치료를 시작하고 증상이 심한 무릎과 엉덩이 부분부터 바르기 시작하고는 일주일 만에 찾아왔다. 10년 만에 처음으로 가려움이 없어 편히 잠을 잘 잤다는 것이다.

또 미국에서 건너 온 한 아기 환자는 아토순 사용 후 낯가림이 심한 것도 없어지고 밤마다 손 싸개를 해서 긁지 못하게 했었는데, 아토순을 바르고 며칠 후부터는 가렵지 않아 편하게 잠을 잘 잔다는 것이었다. 최근에 3년 만에 가족이 한국에 왔는데 건강한 모습을 보니 기뻤다.

이밖에도 처음 얼굴에 반창고를 붙이고 온 아기가 아토순을 바르고 반창고 없이도 상태가 좋아졌던 일, 스테로이드로 팔에 털이 났었는데 아토순을 바르고 털이 없어진 어린이 환자가 며칠 전 깨끗한 모습으로 찾아온 일 등 수많은 사례가 있다.

어느 여기자는 아토순을 바르다가 중간에서 중단했는데도 다른 약들은 중단하면 바로 상태가 심해졌는데 아토순은 그렇지 않다며 좋아했다. 또 평생 얼굴 피부병으로 맞선도 한번 못 봤는데 아토순을 사용한 지 한 달 후에 나아서 기쁘다며 참고로 사용하라며 사진을 가져온 아가씨 환자도 있었다.

어떤 중년 남성은 100세 노령의 어머니가 욕창으로 15년 동안 병원에 있었는데 한 달 만에 퇴원했다며 이 약은 다른 스테로이드제와 달리 재발이 안 되고 새살이 나오면서 치료되었다는 사진을 가져와 아토순 효과를 15분 동안이나 자청하여 동영상으로 남기기도 했다.

아토순 사용 치료 사례는 수없이 많다. 어떤 환자는 무좀이 나았고 어떤 환자는 대상포진의 통증까지도 가라앉는다고 기뻐했다. 한 학생은 팔이 굽어서 펴지지 않았는데 팔을 2주일 만에 쭉 펴게 된 것은 물론, 10년 만에 반팔을 입을 수도, 수영장에 다닐 수도 있다며 치료 과정 사진을 장문의 편지로 설명하여 보내주기도 했다.

한 연세 드신 환자는 피부병으로 화끈거려 평생을 냉방에서 지냈는데 3일 만에 처음으로 정상적으로 방에서 잤던 기쁨을 호소했다. 어릴 적 교통사고로 35년 동안 건선을 앓아 고생했었는데 피부가 좋아졌다고 기뻐하는 분, 12살짜리가 발바닥이 벗겨지는 피부병이 있었는데 치료된 모습도 있었다. 어느 20세 여성 환자는 발목의 진물로 늘 양말이 눌러 붙었는데 아토순 사용 3일 후부터는 구들구들해지고 양말이 눌러 붙지 않고 치료되었다. 어떤 분은 사용 전과 후 사진을 주려했는데 아토순을 쓰자마자 좋아져 사진을 찍지 못했다는 등 실로 피부병 치료하면서 치료된 사례를 보면서 놀랄 때가 한두 번이 아니다.

이렇게 아토순 사용 후 상태가 호전되는 환자들을 볼 때마다 느끼는 보람은 말로 표현하기가 어렵다.

아토순 로션 출시 후 어느 50대 여성분은 아토순을 바른 후 얼굴 피부가 너무 좋아졌다며 다른 분을 모시고 왔고, 어떤 17세 여고생은 여드름이 좋아져 친구들한테 여드름 잡는 최고의 아토순이라며 자랑하고 다닌다 했다.

아토순은 누구에게나 완치를 주는 기적의 명약이나 피부연고는 아니다. 하지만 분명한 사실은 스테로이드 장기 사용으로 만성 피부질환이 된 환자들에게 천연약재를 첨가하여 만든 아토순의 뛰어난 약효를 임상실험 및 충분한 사례를 통해 확인할 수 있다는 사실이다.

피부질환은 자칫 더 위중한 다른 부위의 질병이나 질환과 비교할 때 간과되거나 그 심각성이 축소될 수 있다. 하지만 몸의 모든 기관에서 중요하지 않은 부분이 없듯이 피부병은 우리 생명에 치명적인 영향을 끼칠 확률은 적지만 우리 삶이 얼마나 균형을 이루며 유지될 수 있느냐의 문제에서는 큰 영향을 끼칠 수 있다.

아토피 피부염만 하더라도 가려움증을 동반하는 질환의 특성상 일에 몰두하거나 공부에 매진해야 할 사람들의 신경을 분산시키고 급기야 심각한 심리적인 위축감과 불안감을 야기시킬 수 있다. 성장기 어린이나 유아들은 아직 자신의 의사 표현능력이 제대로 자리 잡지 않은 상태에서 건강한 생활을 할 수 없을 지경까지 질환으로 고생할 수 있는 것이다.

비단 고통을 겪는 환자만의 문제가 아니다. 자녀의 아픔으로 심적, 물질적으로 고통 받는 수많은 부모들이 있고, 유전적인 원인으로 가족 모두가 괴로움을 겪는 경우도 심심치 않게 나타난다.

다음은 한 의학서적에서 발견한 어느 일본 의사의 이야기이다.

나는(나이토오 마레오) 일본의 보통의학 교육을 받고 임상 연수를 거쳐 몇군데의 내과 부문 전문의도 되었고 종합병원에서 일하는 보통의 임상의사이다. 아내와 1남1녀의 보통 가정의 남편이며 아버지이기도 하다.

10년전에 유학중이던 호주에서 태어난 장녀가 생후 중증 아토피성 피부염이 되어 버렸다. 나는 아토피성 피부염에 대한 이해나 인식이 전혀 없었다. 호주도 일본에 뒤지지 않는 알레르기 대국이다. 딸 아이는유명한 왕립아동병원의 전문의사에게 진찰을 받고 다른 사람에게 치료를 맡겨 어느 정도 증상이 가라앉았다.

그런데 18개월 즈음에 일본으로 돌아온 후 더욱더 증세가 악화되고 붕대를 전신에 감아 더 이상 긁어 상처를 내지 못하도록 아내가 품에 안고 자는 날이 계속되었다. 스테로이드 외용제 사용과 함께 딸 아이의 피부는 위축되고 하얗게 변색되었다.

이 일을 계기로 나는 한의학의 도움을 받기로 하고 내 아이의 한의학 치료를 시작하였다. 다행히도 딸 아이는 3세반 정도 때 거의 치유되었지만 그와 동시에 영유아 아이들의 아토피나 알레르기가 얼마나 많은지 어른들의 중증 아토피나 스테로이드 부작용이 얼마나 심한지 현재의 서양식 치료방법으로는 해결할 수 없는 많은 증상과 이러한 치료법을 서양의학에서 인정하지 않는다고 하는 현실을 배웠던 것이다. 변변치 않은 지식이지만 뭐라도 시작하고자 해서 2001년 3월부터 한의학 전문외래를 오픈했다. 그리고 동양의학회에서 발표를 하고 관련 논문 쓰는 것, 새롭게 한의학을 받아들이고자 하는 의사에 대한 교육 활동을 나의 라이프워크의 하나로 전개해 나갔다.

아토순 출시로 많은 사람들이 피부가 아름다워지고 피부가 건강해지길 간절히 바라며 기대가 크다. 그리고 이 좋은 아토순을 개발토록 지혜를 주시고 온갖 약초를 주신 하나님께 감사드린다.

◎ 아토순 사용 치료 사례

사례 ① (김○○, 20대 여성)

안녕하세요. 저는 아토피를 오랫동안 앓아온 여대생입니다.

중학교 때 처음 아토피 때문에 병원에서 스테로이드제 처방을 받고 그 이후로 주기적으로 대학교 4학년이 될 때까지 스테로이드 복용과 연고를 사용해왔습니다.

그런데 점점 사용횟수와 주기가 증가해왔고 나중에는 이 조차도

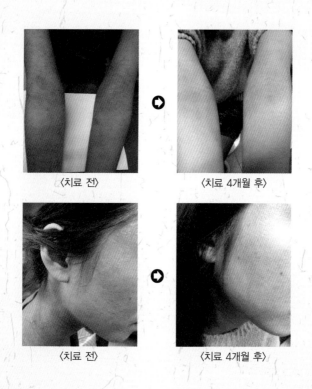

〈치료 전〉　　　　　〈치료 4개월 후〉

〈치료 전〉　　　　　〈치료 4개월 후〉

별 도움이 되지 않는 상태까지 와버렸습니다. 약을 먹어도 잘 듣지를 않고 아토피 상태는 점점 악화만 되어갔습니다.

자연스럽게 바깥생활은 꺼려지게 되고 친구들도 만나지 않는 지경까지 왔습니다.

저는 얼굴과 목이 굉장히 심했는데, 너무 건조하고 열감이 있어 하루 종일 보습제를 발라도 건조함이 해소되지 않았고 입을 벌리는 것조차, 표정을 짓는 것조차 힘들 정도로 얼굴이 딱딱하게 굳었습니다. 밤이면 가려워서 잠도 제대로 못자서 스트레스가 이만저만이 아니었고 곧 취직도 해야 되는데 특단의 조치가 필요했습니다. 한창 꾸미고 예쁠 나이에 자신감도 잃고 놀러 다니지도 못하고 방에서 운적도 많았습니다.

아토피 겪어보지 않은 사람은 이 고통을 절대 이해하지 못합니다.

다들 로션을 많이 발라봐라, 가려워도 좀 참으면 되지 않느냐, 누구는 무슨 방법으로 나았다더라 등 답답한 소리들만 하더군요. 저라고 안 해본 게 있겠습니까.

그러던 어느 날 밤에 또 가려움과 열감에 잠을 못 이루고 아토피에 대해 인터넷 검색을 하던 중 우연히 아토순에 대한 기사와 게시물을 읽게 되었고 새벽 3~4시 경, 주무시고 계시던 아빠를 깨웠습니다.

아무래도 이거면 나을 수 있을 것도 같다고, 내일 당장 서울에 가보자고…. 저희 아버지도 제 피부 때문에 걱정이 이만저만이 아니셨기 때문에 그 길로 곧장 평강한의원에 가게 되었습니다.

저는 일단 원장님의 자신 있는 태도가 마음에 들었습니다. 그 전에 다른 한의원에서 한약도 먹어봤지만 어디를 가던 아토피가 100% 나을 거라는 확신을 주는 곳은 없었고 개선이 될 거라는 둥 몇 년을 꾸준히 복용해야 낫는다는 둥 사람에 따라 다르다는 핑계만 늘어놓기 바빴습니다.

하지만 평강한의원 이환용 원장님은 저를 보시자마자 나을 수 있다는 확신을 주셨고 믿져야 본전이라는 생각으로 저랑 동행했던 아빠한테도 믿음을 주셨습니다.

처음 한두 달은 설탕이나 인스턴트 등 아토피에 나쁜 음식을 거의 먹지 않고 꾸준히 약을 발랐습니다. 신기하게도 피부 겉은 여전히 건조해보여도 피부 속이 당기지 않았습니다.

엄마가 "이제야 좀 사람같네" 라는 말을 할 정도였습니다.

가려움도 훨씬 덜해졌고 열이 올라오는 느낌도 거의 사라졌습니다. 피부 속부터 좋아지는 느낌이랄까? 보기엔 건조해 보여도 피부 속이 당기거나 건조한 느낌이 사라졌습니다.

그때부터 확신이 생겼지만 정체기가 왔는지 더 이상 큰 효과 없이 한 달이 또 흘렀습니다. 그리고 또 한달 동안 얼굴의 붉은 기가 많이 사라지고 좀 살만하니 음식은 가려먹지 않게 되었던 것 같습니다. 다만 인스턴트나 설탕은 되도록 피했습니다.

그리고 나서 2~3주는 다시 약간 심해졌으나 그럴 수도 있다고 생각하여 믿음을 버리지 않고 계속 아토순을 사용했습니다. 그 뒤부터는 하루가 다르게 호전되어 지금은 먹고 싶은 것도 마음껏 먹고 정상인이 되었습니다.

지금도 믿기지가 않습니다. 저에게 그런 시절이 있던 것 같지도 않아요. 이젠 아무도 아토피가 있냐고 묻지도 않고 잠도 푹 잘 수 있게 되었습니다. 스트레스를 안 받으니 살도 적당히 찌고 제 주변 친구들이 정말 신기해합니다. 아직도 망설이고 계시는 분이 있다면 제 얼굴을 직접 보여드리고 싶네요.

처음엔 조금 비싸다고 생각이 될수 도 있지만 인생을 낭비하는 것보다 낫다고 생각합니다.

저는 지금 자신감을 되찾아서 너무 행복해 눈물이 날 지경입니다. 얼마 전에는 요즘 같은 취업시장 불황에 원하는 분야에 취직까지 했네요.

저처럼 오랫동안 심하게 아토피를 앓아 스테로이드에 도배 된 삶을 살던 사람도 씻은 듯이 나았습니다. 아토순을 사용하기 시작하면서 스테로이드는 생각도 안 해봤습니다.

아토순을 믿고 꾸준히 사용 할 수 있었던 이유 중 하나는 하루하루 확실히 개선되어지는 제 모습이 눈에 보이기 때문이었습니다. 딱히 명현 현상이나 리바운드 현상도 없고, 긁어서 착색되었던 부분들도 언제 그랬냐는 듯 나아집니다.

걱정하지마세요. 자신감 되찾을 날만 기다리시면 됩니다.

이환용 원장님께 너무 감사하고 두서없이 급하게 쓴 제 글을 읽어주신 모든 분들이 빨리 낫길 바랍니다.

사례 ② (백○○, 20대 여성)

안녕하세요. 저는 20대 여자 입니다.

어렸을 때부터 피부염을 항상 달고 살았고 여자로서 살면서 항상 피부에 여러 상처가 있다는 것에 대한 스트레스가 많았습니다. 발바닥에서부터 발등, 종아리, 무릎 뒤, 팔꿈치, 팔꿈치 앞부분, 팔 등 피부 전체 부분에서 조금씩 여러 상처들이 항상 있었습니다.

스테로이드 성 약품을 처방받아 발라보기도 하고 여러 민간요법도 써보며 피부를 고치려고 노력했었습니다. 그러나 항상 피부가 낫는 듯 하다가도 재발하기도 하고 한 부분이 나은 후 다른 부분으로 이전되어 재발하기도 했습니다.

여름마다 심해지는 피부염 때문에 슬리퍼나 샌들을 신기 힘들 때도 많이 있었고, 반바지를 입지 못할 때도 있었습니다.

그렇게 피부염을 항상 가지고 살던 중 우연히 평강식물원에 가게 되었고, 거기서 알게 된 천연재료를 사용해 만든 아토피 피부염 치료제 '아토순'을 다루는 평강한의원을 알게 되었습니다.

적지 않은 비용의 약으로 여렸을 때부터 10여년 가지고 살아온 피부병이 쉽게 나을 것이라는 의심을 놓을 수 없었지만 나날이 심해지는 피부염 때문에 마지막이라는 생각으로 제품을 구매하여 바르기 시작했습니다.

처음에는 상태가 나아지는 지도 모를 만큼 더디게 효과가 나타났고 그리하여 더욱 신경 써서 바르고 가려야할 음식도 가리며 피부 상

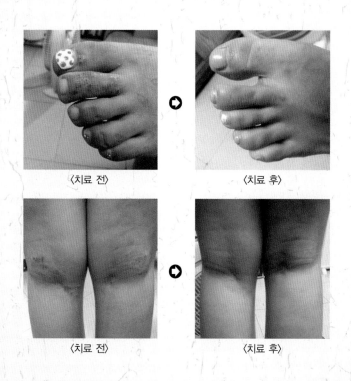

〈치료 전〉 　　　　〈치료 후〉

〈치료 전〉 　　　　〈치료 후〉

태의 호전을 기다렸습니다.

그렇게 2주간 꾸준히 발랐을 때 제 피부 상태가 점점 나아지고 있는 것을 볼 수 있었고, 6월 말 구매에 현재 8월 말이 되어갈 쯤 피부의 상태는 거의 모든 상처가 아물고 다른 곳에 보이는 상처는 더 이상 찾아볼 수 없게 되었습니다.

아직 완전히 낫지는 않았지만 한 두 달 만에 10여년의 상처들이 거의 다 아물고 있는 모습에 너무 행복합니다. 슬리퍼도 샌들도 마음대로 신을 수 있고 반바지도 입을 수 있다는 생각에 마지막까지 열심히 치료할 것입니다.

아토순을 개발해 주신 평강한의원에 감사의 마음을 표합니다.

사례 ③ (에바, 1세 아기)

여름에 출생한 에바가 아토피에 시달리게 된 것은 생후 3개월 후부터입니다. 미국에서 여러 병원을 다녀 봐도 일반 로션과 스테로이드제 이외에 다른 처방이 없어 특별한 진전이 없었습니다.

스테로이드제가 좋지 않다는 이야기를 들어서 바르지 않으려 최대한 노력했지만 손 싸개를 하고 잠을 재운 에바가 새벽에 자다 일어나 울어서 가보니 어떻게 손을 뺐는지 얼굴을 긁어 얼굴이 피투성이가 되어 있는 모습을 보고 하는 수 없이 7개월째 스테로이드제를 바르니 얼굴이 조금 진정 되었습니다.

에바가 태어난 다음해 3월, 한국에 와서 한의원을 다녀보고자 여기저기 수소문하면서 기도하는 중 2월 극동방송에서 〈나의 인생 나의 신앙〉이라는 프로그램에 출연하신 이환용 원장님의 간증을 듣고 평강한의원을 찾게 되었습니다.

입국 후 바로 다음날 찾은 한의원에서 아토피 로션을 구입해 발랐을 때는 아이가 바르기만 해도 따가워하고 더 간지러워했는데 평강한의원에서 준 아토순은 간지러워하지 않아서 계속 바를 수 있었습

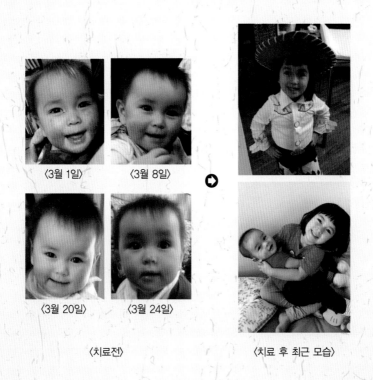

〈3월 1일〉   〈3월 8일〉

〈3월 20일〉   〈3월 24일〉

〈치료전〉

〈치료 후 최근 모습〉

니다.

아토순을 바른 지 일주일 정도 지나자 많은 호전을 보였고, 그동안 잠을 오래 자지도 못하고 늘 자다 깨다를 반복했는데 아토순을 바른 후부터는 덜 간지러운지 몇 시간 동안 잘 자게 되었습니다. 또 엄마 이외 다른 사람에게 가지도 않고 낯가림이 너무 심했는데 얼굴이 편해지니 잘 웃고 혼자서도 잘 놀고 친척들에게도 잘 가게 되었습니다.

아토순을 바른 후 한 달이 지나자 얼굴이 거의 나아 피부가 부드러워 졌습니다. 너무 힘들어서 나을 수 있을까 까마득하기만 했는데 이렇게 한 달 만에 나으니 하나님과 원장선생님께 너무 감사하기만 합니다.

사례 ④ (유○○, 10대 남성)

일주일 동안 아토순 열심히 바르고 일주일 후에 사진 보낼게요.

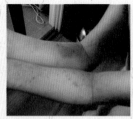 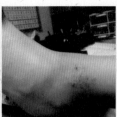 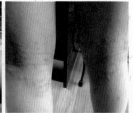

〈치료 전〉

진심으로 감사드립니다. 일주일 후엔 피부가 아파서 매일 울던 아이가 웃을 수 있기를 기대합니다. 소식 계속 전해 드릴게요.

▶ 2주차

안녕하세요? 아토순 바른지 2주가 되어가네요. 열심히 바르고 있습니다. 아토피로 안 펴지던 팔이 쭉 펴져서 신기해요. 팔은 빠르게 많이 좋아졌는데 다리가 워낙에 심했었기 때문에 아직 상처가 남아 있네요. 상처는 있지만 아토피로 인해 구부릴 수 밖에 없었던 다리를 쭉 펼 수 있어서 감사해요. 피부가 펴진다는 게 놀라울 따름입니다.

발목도 저번 주에는 상처가 심했는데 많이 좋아졌어요. 10년이 넘게 아토피로 고생했는데, 2주만에 이렇게 좋아진다는 것이 신기하기만 합니다. 평강한의원과 이환용 원장님께 진심으로 감사드립니다.

평강한의원 믿고 열심히 아토순을 바르고 있습니다. 처음 심할 때는 하루 몇 번씩 발랐었는데 이젠 많이 좋아져서 하루 한 번, 목욕 후

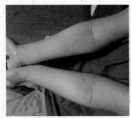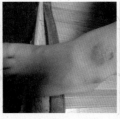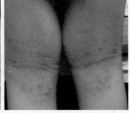

〈아토순 2주차〉

에만 바릅니다.

처음 바를 때는 아토피가 워낙 심해서 건드리기만 해도 괴로워했었는데, 이젠 우리 아들도 아토순 바르며 행복해 합니다. 이만큼 나은 것만으로도 만족합니다. 요즘은 우리 아들이 체육시간이 즐겁다고 합니다. 땀이 나도 따갑지가 않고 축구도 즐겁게 한다고 합니다.

이번 여름엔 예쁜 반팔 티셔츠를 입을 수 있겠다는 희망이 생겼습니다. 감사해요. 일주일 후에 또 메일 보낼게요. 원장님 답장도 감사합니다.

▶ 3주차

안녕하세요. 아들이 아토순을 바른 지 3주가 넘어가네요. 평강한의원 이환용 원장님 덕분에 요즘 우리 아들이 행복하고 기쁜 나날을 보내고 있답니다. 10년이 넘은 아토피라서 너무 심했기 때문에 아직 그동안의 흔적이나 흉터는 남아있지만 이젠 잠도 잘 자고 너무나 건

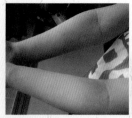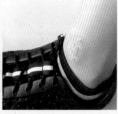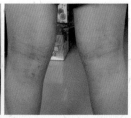

〈아토순 3주차〉

강한 삶을 살고 있습니다. 가장 좋아진 것은 붉은 열기가 없어졌다는 거예요. 그전엔 아토피 부위에 빨갛게 열이 났었거든요. 아토피 부위에 열이 식으면서 이젠 피부가 하얗고 밝아졌어요. 또 여름에 드디어 짧은 소매를 입을 수 있게 되었어요. 이번 여름에는 수영장도 맘껏 갈 수 있을 것 같아요.

우리의 소원을 이뤄주시고 아토순을 정성으로 연구·개발해 주신 평강한의원 이환용 원장님께 진심으로 감사드립니다. 이젠 아토피로 아파져도 걱정이 안 되네요. 아토순이라는 듬직한 치료제가 있어서요. 진심으로 감사드려요.

우리 아들의 눈물을 웃음으로 바꿔주셔서 감사드립니다. 우리에게 주신 은혜를 잊지 않고 늘 감사하며 그 사랑을 이웃에 전하며 살아갈게요.

▶ 2달 후

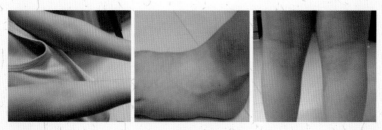

〈치료 후〉

안녕하세요? 원장님~~~

날씨가 몹시 더운데 평강한의원 식구들 모두 잘 지내시죠?

우리 예○이는 아토순 덕분에 너무나 행복한 여름을 맞이하고 있답니다.

팔이 너무나 깨끗해 져서 이젠 보습제를 바르지 않아도 재발하지 않고 깨끗해 졌어요.

다리 뒤랑 발목 부분에 상처가 조금 남아 있긴 하지만 이젠 목욕 후에 보습을 하지 않아도 가렵지 않다고 하네요. 건조해 지지 않네요.

예전에는 목욕 후 보습제 바르는 것이 거의 전쟁 수준이었어요. 발라주는 저도 힘들고 아이는 보습제 바를 때 더 따가워서 괴로워하고 그런데 이젠 아토순 덕분에 목욕 후 보습을 하지 않아도 피부가 아주 많이 좋아졌어요. 며칠 전에는 2박 3일로 수학여행을 다녀왔는데 그곳에서 목욕 후에 아무것도 바르지 않았다고 해요. 집에 돌아와서 봐도 피부가 모두 깨끗해서 감사했습니다. 수학여행 가면 과자도 많이 먹고 환경이 바뀌고 더우니까 피부가 예전처럼 나빠질까봐 조금 걱정을 했었는데 너무나 건강한 피부로 돌아와서 기뻤답니다. 모두 아토순 덕분입니다.

행복을 선물로 주신 평강한의원 원장님과 가족들에게 진심으로 감사드립니다.

사례 ⑤ (이○○, 10개월 여아)

안녕하세요. 이제 10개월에 접어든 이○○ 엄마입니다.

태열에서 시작되어 열감기로, 열 감기에서 아토피로 생각지도 않게 아이에게 이런 일이 생기니 앞이 깜깜하더라고요. 저는 그렇다 치고 아토피는 평생 가는 거잖아요.

그래서 피부과, 동네병원, 대학병원, 나중에는 한방병원(평강한의원 아님)을 찾았습니다. 아이가 괴로워하고 아파하면 부모 마음이 다 같을 것이라고 봅니다.

병원에 가기 전날 아이가 갑자기 잠을 자다가 괴로웠는지 울더라고요. 평상시에도 잠을 못 잤어도 이렇게 울진 않았거든요. 아이 아빠도 저도 많이 놀랐답니다. 아이 아빠가 '이건 아니다'란 생각이 들었는지 일을 하며 짬짬이 인터넷을 살펴보고는 '마지막으로 여기 가보자' 생각하고 평강한의원에 도착! 설렘 반! 희망 반! 의심 반! 조금은 복잡한 마음으로 병원 문을 들어섰어요. 원장님을 뵙는 순간! '어! 의사선생님 맞아?' 하고 생각했어요. 동네 아저씨 같았거든요~

이런저런 증상들을 살펴보시고는 다양한 사례가 있다면서 자료사진을 보여주시더니 딱 한마디 해 주셨어요.

"이것 몇 번 만 바르면 가려움이 사라질 거예요. 음~ 좋아져요."

거의 반복적으로 하셨어요. 지금 생각하면 자부심이 대단하시네요.

반신반의하며 집으로 와서는 '몸 전체를 바를까 부분만 바를까?' 고민하다가 아기의 피부가 예민하다는 걸 감안해서 혹시나 하는 마음에 한 부분만 조심스레 약을 발라보았어요.

　부분만 발라서 가려워하기에 '이것도 아닌가보다' 하고는 슬퍼했는데 아토순을 발랐던 부분에 붉은 기가 얕아지는 것을 보고는 '야~! 찾았다!' 소리를 치며 좋아했어요. 얼마나 좋았는지 눈물을 흘리며 다연이의 몸 전체를 발라주었습니다. 신기하게도 몇 번 바르니 가

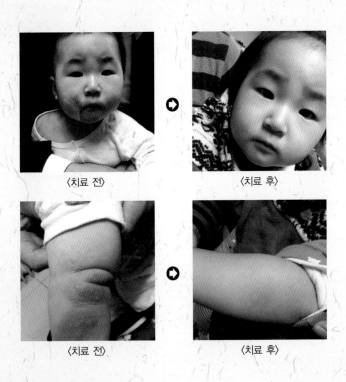

〈치료 전〉　　　　　　　　　〈치료 후〉

〈치료 전〉　　　　　　　　　〈치료 후〉

려워서 바쁘게 긁고 다니던 아이의 손이 서서히 멈추기 시작했어요. 게다가 편안한지 아이가 낮잠을 자기 시작했어요. 날아갈 듯 기뻤습니다. 아직은 치료중이지만 언제나 원장님께 감사하고 있어요.

한편으로는 '진작 찾았으면 고생 안하고 좋았을 텐데...' 라는 생각이 들지만 지금이라도 찾아서 다행이라고 봅니다.

지금은 아이가 낮잠을 자고 있어요. 일어나기 전에 글을 올리려다 보니 마음이 급합니다.

요즘에는 처음 아이의 상태를 보았던 제 친구들의 첫마디가 "와! 많이 좋아 졌네~ 병원 바꿨어?"예요. 그래서 저도 신나서 설명을 하고 다녀요. 밖에 나가는 것도 즐겁습니다. 마음의 여유도 생겼습니다.

원장님께서 다연이만 치료를 하신 것이 아니고 가족들의 마음도 치료를 해 주시네요.

사례 ⑥ (정○○, 30대 남성)

저는 부산에 사는 올해 37세 남자입니다.

2년 넘게 저를 괴롭히던 피부병이 아토순 로션을 사용한 후로 많이 좋아져서 이 글을 올립니다.

2010년 가을쯤 야간근무를 하고 아침에 퇴근할 때 배 주위가 심하게 가려워서 긁었습니다. 그런데 집에 와서 샤워하려고 보니 배 주위

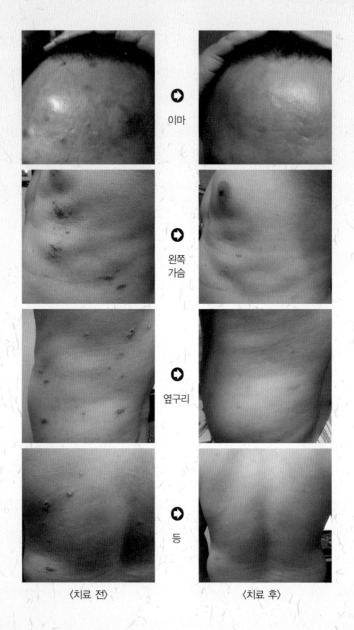

이마

왼쪽
가슴

옆구리

등

〈치료 전〉 〈치료 후〉

에 울긋불긋한 여드름 같은 것이 그 부위를 뒤덮었습니다. 전날 시장에서 산 쥐포반찬을 먹고 속이 안 좋아서 그러려니 했는데 3~4일이 지나도 없어지지 않아서 병원에 갔더니 모낭염 소견이 있다는 진단을 받았습니다.

스테로이드 연고와 먹는 약을 처방받아 2주 정도 지났는데 피부에 돋아난 부스럼 같은 상처는 거의 없어지다시피 몇 군데만 자국이 남았습니다.

이후 몸무게가 83kg에서 93kg 정도 늘고 잦은 음주 때문이었는지 배 부위가 가렵고 다시 5~6개월 정도 후에는 피부염이 발생했습니다.

대수롭지 않게 생각하고 전처럼 스테로이드 연고를 바르고 하니 4~5일 괜찮아졌다가 다시 재발했고 배 뿐 아니라 등, 가슴, 어깨부위로 번져서 여태껏 지내왔습니다. 스테로이드 연고가 만병통치약이 아닌걸 알았을 때는 이미 다른 부분까지 피부염이 번진 상태였습니다.

병원에서는 지루성피부염이라고 말하지만 10곳 이상 가서 진료를 받았던 피부과마다 약은 다 달랐습니다. 항상 먹고 나면 식욕이 생기고 잠이 오고 경사진 곳을 오를 때는 숨이 가픈 증상까지 생겨 피부약이 독하다고 생각했습니다. 심지어 한 병원에서 처방 받은 약은 4시간 동안 딸꾹질이 멈추지 않아서 그 당시 회사일도 많았었는데 참 많이 우울했었던 기억이 나네요.

정말 사람이 할 일이 아니더군요. 배와 가슴, 등은 물론 두피까지 가렵고 치료가 안 되는 피부염이 계속되니 매일 어찌나 스트레스를 받았는지 모르겠습니다.

그 당시에 샤워 후 머리를 말리고 나면 두피에 밀가루처럼 비듬이 후두둑 떨어지는데 정말 눈물이 날 것 같았습니다. 더군다나 이마 부분에 울긋불긋 피부트러블이 6개월 이상 지속돼서 대인 기피증까지 생기고 낯선 사람들이 많은 대중목욕탕과 찜질방은 자연스레 갈 엄두도 나지 않았습니다.

그러다 2011년 가을 쯤 스테로이드 연고를 완전히 끊어보자 싶어 아무것도 바르지 않고 어성초 비누, 어성초 환 그리고 인터넷에서 유명한 건선치료제 A라는 수입 피부약도 사서 발라보았습니다. 바로 직전에는 미네랄제품 B도 사서 뿌려보고 온갖 방법을 다 시도해 봤습니다. 결과적으로 이 모든 방법의 공통점은 조금 나아지는 듯 하다가 주변으로 번지고 가려움증도 동반하면서 피부염 부위가 붉은 빛이 더 진해진다는 사실이었습니다.

급기야 이런 방법을 사용해도 피부상태가 악화되어서 자포자기로 아무 치료 없이 지내다보니 피부 색깔은 더 붉게 변하고 여러 곳이 간지러워 밤새 긁었던 기억이 납니다.

이렇게 피부상태가 악화되면서 스트레스를 받다보니 퇴근하고 나면 2년 째 습관처럼 피부염에 좋은 음식, 지루성피부염, 건선치료 민간요법 등 뭐가 좋더라 하는 소문들을 인터넷으로 다 알아보고 즉흥적으로 쑥즙, 어성초즙을 구매 하는 등의 생활이 반복됐습니다. 이런 일로 인해 아내와도 사이가 멀어지기 시작했습니다. 또 신경이 온통 피부에 가 있어서 2살 아기와 임신 중인 아내는 항상 뒷전이었습니다. 지금 돌이켜보니 아내에게 심한 스트레스를 준 것 같아 많이 미안합니다. 그 당시에는 도시를 떠나서 시골로 이사를 할까도 생각했습니다.

최종적으로 가 본(2012년 10월경) 병원에서는 지루성 피부염 소견이 있다고 했고 약국에서는 건선소견도 있다고 했는데 제 생각엔 두 가지 다인 것 같았습니다.

그때부터 지루성피부염이나 건선피부염이나 뚜렷한 치료방법이 없다고 해서 마음을 비우고 운동을 시작해야겠다는 마음을 먹고 있었습니다.

그러던 차에 지난 달(2013년 4월경) 아토순 로션 출시 소식을 우연찮게 인터넷 서핑을 하다 발견하고는 밑져야 본전이다 싶어 한 병 주문했습니다.

지금은 8주 정도 지났는데 첨부한 사진과 같이 2년 넘게 병원에서 치료를 못했던 피부병이 아토순 로션을 바르고 나서 이렇게 짧은 시기에 좋아져 약을 발라주는 와이프도 놀라더군요. 피부가 좋아진다 싶으니 술도 예전처럼 다시 마시고 있는데도 피부는 악화되지 않고 예전 상태로 급속히 회복 되고 있습니다.

아토순 로션의 특징은 스테로이드 성분이 없는 자연에서 채취한 성분이라서 큰 기대 없이 사용해 봤는데 그 결과는 대단했습니다. 2년 고생한 피부병이 4주만에 잡혀가고 8주 정도 되니 흔적만 남았습니다. 저도 아내도 많이 놀랐습니다.

2년 넘게 고통을 받은 제가 이 글을 남기는 이유는 저와 비슷한 증상이라면 아토순 로션을 한번 사용해 보시라고 권해 드리고 싶어서입니다. 극도로 스트레스 받는 상태에서 '피부병이 낫는다면 무슨 짓이라도 하고 싶은 심정'이라는 것을 제가 제일 잘 알기 때문에 드리는 말씀이니 오해는 마시기 바랍니다.

모쪼록 길게 글을 적은 이유는 저와 비슷한 증상으로 고통 받는 환자에게 치료의 지름길로 가는 조언이 되었으면 하는 바람에서 적었습니다.

서초 평강한의원 이환용 원장님, 좋은 약 만들어 주셔서 감사드리고, 항상 친절하게 전화 받아주시는 간호사님께도 감사드립니다.

사례 ⑦ (지○, 20대 여성)

저는 서울에 사는 20대 후반 여성입니다.

20대 초반에 깨끗했던 피부에 한두 개 정도 여드름이 나서 피부과에 가서 약과 연고를 받아왔습니다. 연고가 스테로이드제이고 어떻게 사용해야 하는지 설명을 안 해주시더군요. 바르니까 너무 좋은 겁니다. 여드름도 없어지고 모공도 없어지고 그게 화근이었습니다

며칠 지나니 피부는 엉망이 되어 있었습니다. 피부는 얇아져서 새빨갛고 좁쌀여드름이 계속 올라와 병원을 가니 지루성 피부염이라고 하더군요. 5년 앓았습니다. 그동안 한약이며 크림이며 돈도 상당히 많이 들었습니다.

그러다 우연히 인터넷을 통해 아토순을 접하게 되었고 바른지 2~3주 만에 새빨갛던 피부가 분홍색으로 돌아 왔습니다. 좁쌀여드름도 많이 줄었고 너무너무 신기합니다. 무슨 짓을 해도 한 번도 잡힌 적 없던 피부가 점점 좋아지니까 잃었던 자신감도 되찾게 되었습니다!

아토순을 바르기 전에는 피부가 아무것도 흡수하지 못해서 뭘 발라도 조금만 시간이지나면 입도 못 벌릴 정도로 얼굴이 찢어질듯 건

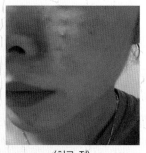 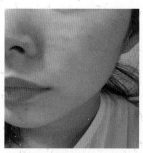

〈치료 전〉 〈치료 후〉

조 했습니다. 하지만 아토순 하나만 발랐는데도 건조한 증상이 없어졌습니다. 피부가 튼튼해졌다는 생각이 들더군요.

그리고 가장 심했던 증상은 스테로이드제로 인해 피부가 얇아지고 혈관이 확장 되어서 생긴 홍조였습니다. 거울만 봐도 얼굴이 새빨갛게 변하면서 얼굴로 열이 올랐는데 지금은 이같은 증상이 거의 없어졌습니다.

아토순을 사용한 지 한 달 보름정도 된 것 같습니다. 아직 완벽하게 완치되지 않았지만 완치 문턱까지 왔습니다. 자신감도 잃고 우울증까지 왔었는데 원장님께 정말 너무너무 감사합니다. 친절하게 상담해주시는 간호사분들께도 감사하구요. 꾸준히 사용해서 더 좋아진 피부로 후기 남길게요.

사례 ⑧ (90대 여성, 욕창환자)

저는 연세가 98세 되시는 어머니를 간호하고 있습니다. 아내와 저는 다른 신체의 문제는 병원에서 책임져야 하지만 욕창은 간병인의 책임이라 여기고 정성껏 어머니를 돌봐 왔습니다.

환자들에게 욕창은 가장 주의해야 할 점이기 때문에 에어매트, 좋은 침대를 구입해서 사용하고 있었습니다.

하지만 19년 동안 병석에 누워계신 어머니에게 욕창이 생긴 것을 피할 수가 없었습니다. 욕창은 아무리 청결을 유지해도 오물의 오염에 노출되기 쉽기 때문입니다. 어머니는 연세가 많으셔서 몸의 기능이 젊은 사람만 못한데다 오래 누워계신 탓에 피부가 짓무르면 나아지기는커녕 더욱 악화될 뿐이었습니다.

병원에서 처방을 받는 약도 대개는 스테로이드였기 때문에 호전될 기미가 보이지 않았습니다. 피부과에서도 환자는 연세가 많으신 분이라 피부 회복력이 거의 없는 상태이며 면역력이 저하된 상태여서 치료가 힘들다는 말만 들었습니다.

결국 아토순에 희망을 걸고 평강한의원을 찾았습니다. 다른 약은 환부에 바르면 흘러내리는데 아토순은 흘러내리지 않고 잘 스며드는 것이 차별점이라는 생각이 들었습니다. 역시 약을 바르자 욕창이 씻은 듯이 나았습니다. 98세 어르신 피부의 상처가 아물고 새살이 돋아나는 것이 신기했습니다.

진실을 감추지 말고 여러 사람에게 알려서 알게 해야 한다고 생각해 이렇게 후기를 남깁니다.

다른 피부염과 관리 욕창은 사례가 많지 않을 것이라 생각합니다. 자연물질로 치료가 힘든 피부질환이 완치 된다는 사실이 놀랍습니다.

사례 ⑨ (김○○, 30대 남성)

저는 어렸을 때부터 태열기로 인해 아토피가 생겼습니다. 이후 20년 동안 아토피로 엄청난 고생을 했습니다.

온갖 방법을 모두 시도해 봤지만 완치는커녕 매번 재발 됐고, 아토피 상처에 진물이 나서 이불과 양말 등 침구류와 옷 등에 피, 진물이 묻고 입고 벗을 때 상처가 쓸려 통증도 심했습니다. 그러던 중 지인을 통해 평강한의원을 알게 됐습니다.

꾸준히 일주일 간 아토순을 사용한 결과 피부염으로 인한 상처가 아물고 진물이 났던 곳은 깨끗해졌습니다. 더불어 정말 고통스러웠던 간지러움도 사라진데다 까맣던 피부가 재생이 되면서 새로운 살이 돋아났습니다.

아토피뿐만 아니라 얼굴에 여드름도 있었는데 아토순을 바르고 1주일 지나면 여드름이 사라지고 매끄러워져 신기하기까지 했습니다.

홍보용이 아니라 진짜로 써보니 좋아서 후기까지 쓰게 되었습니다.

아토피나 피부발진이 있는 사람은 꼭 써보시길 권합니다. 하루라도 빨리 완치될 수 있을 겁니다.

사례 ⑩ (미국 리치몬드 거주, 연○○)

이환용 장로님, 감사합니다. 보내주신 아토순을 사용하였습니다.

아토피 피부염으로 고생하는 제 아들은 아토순 사용 후 다른 어떤 제품보다 좋다고 합니다.

아들이 8년 이상 아토피로 고생이 많았는데 좋은 약을 만들어 주시고 또 미국까지 보내주셔서 감사합니다.

바라옵기는 많은 아토피 환자들이 아토순을 사용하여 좋은 결과가 있기를 바랍니다.

사례 ⑪ (박○○, 50대 남성)

안녕하십니까? 저는 시골에 사는 전형적인 농촌 아낙네입니다.

작년 11월 초순부터 시작된 저희 집 가장인 남편이 몸이 가렵기 시작하면서 잠을 못 주무시는 거예요. 처음엔 피부과를 가기 시작하며 치료를 받았지만 여전히 잠을 잘 수 없을 정도로 가려워 온몸이 빨갛게 일어나는 증세가 더욱 심해지더군요.

그러면서 하루하루 견디기 힘들던 중 주위에서 서울로 가봐라 해서 유명하다는 피부과를 찾아다니기 시작하면서 좋아지는 것 같다가는 또 더 심해지는 겁니다.

전국적으로 치료 잘한다는 병원을 찾아다녔지만 여전히 밤마다 추운겨울 12월 한 달 내내 날마다 냉수로 목욕 또는 얼음찜질을 하고 냉동실에는 타월과 얼음 얼리는 것을 가득 넣고 있을 정도입니다.

밤새 잠을 잘 수 없이 온몸이 머리에서 발끝까지 붉게 부풀어 오르는 거예요.

심지어 남편의 고샅 밑에는 진물이 날정도로 빨갛게 되어서 연고를 발라 드리면서 한없이 울기도 했답니다.

그러던 중에 서울 서초동에 평강한의원 신문광고를 보게 되었고 전화를 드렸지요.

늦게 원장님과 통화한 뒤 곧바로 보내주신 3가지 샘플 약을 받아 발라본 후 한 가지를 주문해서 바른 결과 항상 냉골에서 주무시던 남편이 지금은 따뜻한 곳에서 주무시고 밤마다 하던 냉수목욕과 얼음찜질을 그치고 빨갛게 부풀어 오른 부분들이 거의 다 가라앉았답니다.

제 마음 같아서는 약을 듬뿍 발라드리고 싶은데 양이 적어 아끼고 아끼면서 정말 금쪽같이 아끼면서 또 깊이 감사하면서 발라드리고 있어요.

곧 완치 되겠지요? 이렇게 좋은 약을 만드신 원장님께 깊이 감사하는 마음으로 잘 못쓰는 글이지만 먼저 글을 올립니다. 감사합니다.

전국에 가려움증으로 고생하는 모든 분들께 자신 있게 권하고 싶습니다.

평강한의원 온 가족, 더욱 친절하고 감사하는 맘으로 살고 모두 행복하시기를 기도합니다.

사례 ⑫ (김○○, 40대 여성)

저는 48세 가정주부입니다.

3년 전 동네 피부과에서 관리 잘 못 받아 얼굴이 완전히 뒤집어진 뒤 얼굴에 염증이 심해져서 치료받았지만 잘 낫지 않아 대학 병원에 갔더니 안면홍조가 심해져서 알레르기에 주사 질환이라 쉽게 낫지 않는다고 하더군요. 지금껏 항생제, 항히스타민제, 스테로이드제 연고 등 치료를 받았다가 잘 낫지 않아 인터넷 검색하다 아토순을 알게 되어 지푸라기라도 잡는 심정으로 전화해서 상담 받고 주문해서 발라봤습니다.

일주일 정도 바르니 좋아지다 안 좋아지다를 반복 했습니다. 1달 10일 지나니 서서히 많이 좋아져서 붉은 염증이 많이 사라졌습니다. 지금은 가끔 건조해서 가려움만 조금 있습니다.

진작 알았더라면 몸에 나쁜 약과 연고를 덜 발랐을 텐데 그리고 얼굴이 점점 좋아지길래 오랫동안 두피 지루성 피부염에도 효과 있겠다 싶어 스프레이형 액체로 된 약을 주문하여 발라봤더니 두피 가려움이 많이 완화되어서 지금은 가끔 바르고 있습니다.

그동안 얼굴 때문에 스트레스를 너무 받고 살았는데 지금은 사는 게 즐거워졌습니다.

제가 이렇게 좋아지리라고 생각은 못 했기에 낫기 전 사진을 찍어 둔 게 없어서 올릴 수 없다는 게 아쉽네요.

저같이 얼굴 안면홍조나 주사, 알레르기 염으로 고생하는 분이 있다면 아토순을 강력추천 드립니다. 그리고 평강한의원 원장님께도 감사드립니다.

사례 ⑬ (최OO, 50대 여성)

저는 10여 년 동안 무릎을 비롯해 신체 여러 부위의 피부가 가려움증을 동반하며 붉게 올라와 있었습니다. 피부가 너무 가려워서 매일 밤을 제대로 자본 적이 없을 정도였으니 그 괴로움을 짐작할 수 있겠지요. 병원도 여러 군데 다녀봤고 좋다는 치료는 다 받아봤지만 효과를 보지 못했습니다.

결국 마지막 희망으로 여기고 평강한의원에 와 원장님의 처방대로 아토순을 바르기 시작했습니다. 3주(21일) 동안 아토순을 쓰고는 심하게 부어오르고 가려웠던 무릎 부분의 피부가 씻은 듯이 나았습

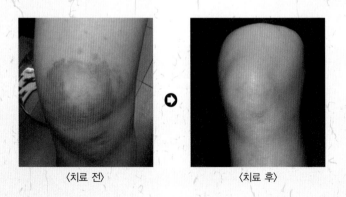

〈치료 전〉　　　　　〈치료 후〉

니다.

현재 치료 받은 지 2년 가까이 되어 가는데 재발도 되지 않고 있습니다. 감사합니다, 원장님.

사례 ⑭ (남○○, 10대 여성)

저는 1년 전부터 건선으로 인해 피부가 가렵고 갈라지면서 진물이 나며 두껍게 변하면서 각질이 많이 생겼습니다. 아토순을 바르면서 처음에는 별 차도가 없는거 같았는데 3개월 꾸준히 바르다보니 진물도 없어지고 두꺼웠던 피부도 깨끗해지고 100일쯤 돼서는 완전히 깨끗하게 좋아졌습니다.

4
FDA 인증 받은 평강 '아토순'

아토피뿐만 아니라 여드름, 건선, 무좀, 습진과 같은 온갖 피부병에 효과가 있는 아토순이 사람들에게 사랑받을수록 나는 미국 진출과 전 세계 진출에 대한 바람이 커져갔다.

그러던 차에 마침 지인의 소개로 미국 식품의 약국 담당자를 소개받았다. 이후 아토순은 FDA 등록 승인 절차를 차근차근 밟아 나갔다. 임상실험을 위해 116명 대상으로 테스트하고 있다는 보고를 받았고, 테스트를 모두 통과한 3개월 후에는 FDA 등록은 물론 미국에 수출할 수 있고 미국 내 약국, 병원, 슈퍼에서도 팔 수 있는 자격을 얻게 되었다.

이 FDA 등록으로 전 세계에 아토순을 보급할 수 있게 되어 너무나 기쁘고 감사했다.

미국 FDA, 아토피 치료제 '아토순' 등록
임상실험 통해 효능 검증, 해외 의학계 주목

느릅나무 뿌리를 바탕으로 스테로이드를 전혀 사용하지 않고, 오직 자연의 재료들만으로 개발한 천연 한방 아토피 치료제 '아토순'이 미국 FDA에 등록되어 그 효능을 입증 받았다.

미국 FDA는 지난 '2015년 4월 10일 '아토순'을 개발한 평강한의원 이환용 원장(사진)에게 'FDA NDC REGISTRATION CERTIFICATE'를 발급했다.

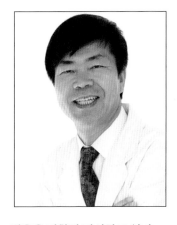

이 증명서는 아토순을 'Human OTC Drug'로 분류했으며, '아토피 치료'(for Treat ment of atopy)에 있어 공인되고 입증됐음을 명확히 명시하고 있다.

이는 미국으로 정식 수출할 경우 통관절차에 필요한 NDC (National Drug Code)를 취득했음을 의미하며, 미국식품의약국에서 미국 국민들이 안심하고 사용할 수 있는 의약품이라고 인증했음을 뜻한다.

OTC Drug란 약국이 아닌 슈퍼마켓이나 편의점 등에서 의사처방전 없이도 의약품으로 판매할 수 있도록 허용하는 제도다. 이는 일반인들이 전문적인 지식이 없이도 스스로 판단해 사용할 수 있을 정도로 안전성과 유효성이 입증된 의약품이라는 것을 의미한다. 일반적인 소화제나 해열제, 진통제, 위생용품 등이 이에 해당한다.

등록에 앞서 미국FDA는 3개월 동안 아토피 및 피부질환 환자 116명을 대상으로 아토순을 사용토록 했으며, 치료 경과를 관찰한 결과 아토피 치료에 탁월한 효능이 있음을 인정했다.

이는 양방으로는 치료 불가능하여 증상 완화 등 대증요법에만 주력해 왔던 의학계에 한방의 우수성을 입증한 것은 물론, 미국

FDA가 '아토순'의 안전성과 효능을 보장함에 따라 국내를 넘어 해외로의 수출길이 열렸다는 점에서 높이 평가되고 있다.

이를 입증이라도 하듯 최근 중국에서 '아토순'의 판권과 관련한 제안이 들어와 중국 진출의 교두보가 마련됐다.

이환용 원장은 지난 4월26일 중국 베이징에서 열린 '2015의료미용관련학술세미나 및 아시아 의료미용대상 시상식'에서 대상을 수상하는 영광을 안았다.

이 원장은 이날 세미나에서 아토피 치료제 '아토순'과 최근 개발한 탈모개선제에 관해 학술발표를 하여 참가자들에게 큰 호응을 받았다. 또 평강한의원이 아시아의료미용교류협회의 한국 지정병원으로 지정됐으며, 이환용 원장은 협회의 고문으로 추대됐다.

미국FDA 등록에 이어 '아토

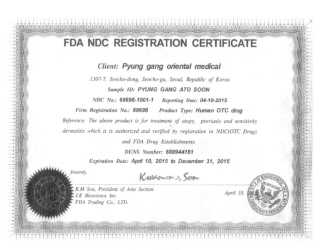

〈FDA인증서〉

순'이 국제적으로 인정받는 겹경사가 이뤄진 셈이다. 경사는 여기에서 그치지 않았다. 최근에는 동 협회의 이의한 총재가 직접 한국으로 이환용 원장을 찾아와 '아토순'의 중국 판권과 독점권 계약을 제안했고, 이 원장은 이를 수락한 것으로 알려졌다. 이로써 국내에서만 판매됐던 '아토순'이 조만간 중국에서도 판매될 예정이며, 이에 대한 준비작업에 착수할 것으로 전망된다.

'아토순'의 중국 진출에 있어 일명 '짝퉁'에 대한 우려가 없는 것은 아니다.

하지만 이환용 원장은 "중국은 환경과 기후, 음식 등으로 인해 피부질환이 가장 심각한 나라 중 하나다. 가짜 아토순이 제조되어 판매되는 것이 싫다고 해서 피부병으로 고통받는 수억 명의 환자들을 외면할 수는 없는 것 아니냐"면서 "한의학의 본류인 중국에서도 해결하지 못하고 있는 아토피를 '아토순'으로 치료함으로써 한국 한의학의 우수성을 알릴 수 있다는 것이 기쁘다"고 말했다.

한편 '아토순'은 느릅나무, 어성초, 삼백초 등 20여 가지 이상의 약초를 주원료로 한 천연 한방 크림으로써, 스테로이드가 없으면서도 바르는 즉시 가려움증을 완화하고 피부질환의 원인을 치료하는 것으로 잘 알려져 있다.

국내 각종 유수한 언론에 그 효능이 소개된 바 있으며, 평강한의원 홈페이지에는 각종 피부질환의 완치 사례가 사진과 함께 소개되고 있어 누구나 접속하여 확인할 수 있도록 하고 있다.

〈차진태 기자〉

◎ 해외에 알려진 아토순 효능

아토순이 국내는 물론 해외에까지 알려지는 특별한 사건이 2015년 마치 선물처럼 연달아 일어났다.

그것은 '아토순'이 아토피치료의 효과를 인정받아 얼마전 '글로벌 의료서비스 대상'을 수상했던 것이다.

이 상은 내가 개발한 아토순의 효과가 그만큼 크다는 것을 보여주는 것으로 대외적인 큰 힘을 얻게 됐다. 더구나 이 해 4월26일에는 중국 베이징에서 열리는 아시아의료미용교류협회 세미나 강사로 초청받아 내가 만든 아토순의 효능에 대해 강의할 수 있는 기회를 가졌다.

이것은 한국의 한방의료를 국제적으로 인정받았다는 증거이자 하나님이 길을 열어주신 은혜라 여기지 아닐 수 없었다. 난 아토피질환을 앓고 있는 전세계 환자들에게 치료할 수 있는 새로운 비전을 주신 것이라 믿고 더 열심히 기도의 포문을 열기 시작했다.

중국에서는 이 강의를 마치자 예상치 못했던 3가지 선물을 내게 안겨 주었다. 그것은 행사를 주최한 아시아의료미용교류협회가 나를 제품개발에 대한 공로를 내세워 '대상' 수상자로 선정해 상패와 순금(24k 10g)을 부상으로 받게 되었다.

아울러 우리 평강한의원을 아시아의료미용교류협회의 한국 지정병원으로 정해 주었고 나를 협회 고문으로 추대해 주었다.

나는 그저 아토피로 고통받는 엄마들의 마음을 읽고 안타까운 마음으로 개발한 치료제였는데 이것이 어느날 내가 손을 쓰지 않아도 저절로 세상에 알려지고 유명해지게 된 것이다.

나는 지금도 이 아토순이 아이의 아토피로 인해 눈물을 흘리는 수많은 어머니들의 눈물을 닦아주는 치료제가 되길 기도하고 있다. 그래서 내게 이런 특별한 사명을 주신 것이라 믿고 싶다.

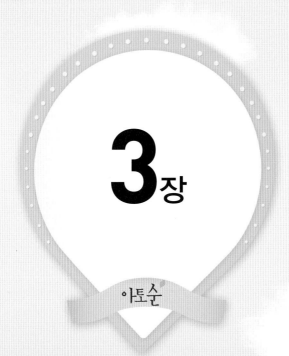

3장

천연 성분으로 치료하는 현대 질병

1
평강의 대표 브랜드 '청비환'

코는 얼굴 중앙에 위치해 있어 외모적으로 한 사람의 인상을 좌우하는 매우 중요한 부분이다. 또한 건강상으로도 숨을 내쉬는 통로일 뿐 아니라 습도 및 온도 조절 등을 관할하는 호흡기계의 1차 방어진지라고 해도 무방하다.

하지만 현대인들이 사는 환경에서 코는 괴롭다. 한 외신에 따르면 전 세계 인구의 절반에 가까운 사람들이 비염, 축농증, 천식 등의 호흡기 질환으로 고생한다고 전한다.

식생활 변화와 각종 공해 속에서 호흡기가 점차 제기능을 못하게 되고 있는 것이다. 평강한의원에 내원하는 환자들 중에도 계절이 바뀌면 콧물이 줄줄 흐르고 거기에 코 막힘 증세가 심한 사람들이 많다. 처음에는 감기로 짐작되는 이런 증상들은 시간이 흘러도 나아지지 않는 경우가 많은데 이 증상이 있는 사람들 중 상당수는 오랫동안 알레르기 비염을 앓고 있다.

감기와 구분하기 힘든 증상 탓에 시간만 보내고 있다가 어느새 고질병으로 자리 잡게 되는 것이다. 때문에 감기로 시작됐더라도 재채기, 콧물, 코 막힘 증상이 시간이 지나도 개선되지 않는다면 알레르기 비염일 가능성을 의심해야 한다. 축농증도 마찬가지다.

어린이나 청소년은 물론 성인들도 자신의 증상에 대한 면밀한 관찰이 필요하다.

◎ 비염치료제를 연구하다

한의학에서는 코 질환을 진료할 때 단순히 코에서만 원인을 찾지 않는다. '鼻屬肺(비속폐 · 코는 폐에 속해 있다)라 하여 근원적인 치료를 추구한다. 즉, 종합적인 원인 처방에 주안점을 둔다. 어린아이가 열이 나면 양의학에서는 열이 나는 원인은 그다지 중요하지 않고 해열제를 써서 즉시 열을 끌어 내리는데 주력하는 반면, 한의학에서는 열이 왜 나는가를 찾아 원인 치료를 한다. 질병을 보는 관점의 차이는 매우 중요하다. 그리고 이것은 매우 상식적인 논리라 할 수 있다.

단순히 비염이나 천식 등의 기관지 질환이 꽃가루나 먼지에 전적으로 책임을 돌린다면 같은 생활 환경에 속한 모든 사람들이 이러한 질병에 걸려야만 타당하다.

한의학에서는 이들 질병 치료의 1차적 원인을 신체 장기에서 찾고, 이들 장기의 기능을 강화하는 요법을 쓴다. 임상적으로도 매우 높은 완치율을 보이는 이유도 바로 이 때문이다.

밥은 하루에 세끼만 먹지만 숨은 살아 있는 한 쉼없이 쉰다. 콧병은 신체적 고통뿐만 아니라 미용상의 문제, 나아가 정신적인 문제까지 유발한다.

알레르기 비염과 축농증이 심해지면 두통, 집중력, 기억력 저하가 심화된다. 축농증은 책상 앞에서 고개를 숙일 때 거북함을 느끼기 때문에 아이가 책상 앞에 앉는 것을 힘들어 하게 된다. 그렇게 시간을 끌면서 병을 키우다가 나중에 문제가 커져서 병원에 갔다가 수술하라는 말을 듣게 되면 가슴부터 철렁 내려앉는 것이다.

평소 가족의 건강을 잘 관리하는 아내, 엄마라면 실내 공기를 정화하고 감기가 잘 걸리거나 잘 낫지 않는 자녀가 있다면 알레르기 비염과 축농증을 의심하고 전문의를 찾아야 한다.

한방에서 코 질환 치료에 주로 쓰이는 약재는 유근피로 코에 문제가 생겼을 때 사용하면 잘 낫는다 하여 예로부터 민간에서 '코나무'로 불리던 약재이다. 유근피를 물에 담그면 마치 콧물처럼 끈적끈적한 진이 흘러나오는데 이 성분이 고질적인 비염과 축농증을 낫게 하는 주성분이다.

느릅나무의 줄기껍질보다는 뿌리껍질에 약효가 많고, 가느다란 것 보다 두꺼운 것일수록 효능이 크다. 유근피는 콧병 뿐 아니라 기침을 멈추게 하고 호흡기를 깨끗하게 해주며 위장병에도 효과가 있고 그 외 여러 염증에도 효과적이다. 유근피는 우리 몸에서 병든 부분을 없애주고 새롭게 회복하게 하는 좋은 약재라고 할 수 있다.

◎ 평강의 자랑 '청비환' 개발의 시작

유근피 성분으로 만들어 지금은 평강한의원의 효자 브랜드로 자리 잡은 '청비환'은 코질환 예방은 물론 치료에도 탁월한 효과를 입증 받은 치료제이다. 청비환의 주재료인 느릅나무는 약재의 쓰임은 물론 개인적으로는 나에게 귀한 의미의 나무라 할 수 있다. 앞서 밝힌 것처럼 평강한의원과 식물원을 지속적으로 운영케 해 준 '청비환'의 약재로 탄생하기까지 느릅나무에서 얻은 것이 아주 많다.

대학입시에 거듭 실패하던 시절, 재수를 하면서도 내 몸이 아파 배운 의학지식으로 동네분들을 돌봐드리곤 했다.

그 시절에 만난 한복집 할머니 덕에 '코나무'로 통하는 느릅나무를 만난 것이다. 할머니는 냄새를 맡지 못할 정도로 코질환이 심했다. 30여 년 간 온갖 치료제와 수술까지 감행했지만 효과를 얻지 못했고 때문에 음식 맛도 모르고 지낸 것이다.

그러던 어느 날 지인 중 한 분이 나무껍질을 달여 마시고 콧병이 나았다며 할머니에게 그 껍질을 보여줬는데 도통 무슨 나무의 껍질인지 알 수가 없었던 할머니는 답답한 마음에 나에게 도움을 요청했다.

한의학을 전공하는 대학생은 아니었지만 '학생 한의사'로 불리며 어르신들에게 침을 놔드렸던 나는 할머니를 돕고 싶은 마음에 나무 껍질을 받아 들고 무작정 제기동 약령시장을 헤맸다. 비슷해 보이는 껍질을 사와 보여드리기를 몇 차례, 드디어 콧병에 효과가 있다는 그 껍질이 바로 느릅나무였다는 것을 알게 됐다. 찾아보니 참느릅나무는 〈동의보감〉에도 콧병 치료에 특효약으로 설명되어 있었다.

할머니에게 필요한 약재를 구했다는 기쁨을 느끼고 보름 정도 지났을 무렵, 아침 일찍부터 나의 하숙집으로 한복집 할머니께서 찾아오셨다. 느릅나무 껍질을 2주간 달여 드신 후 30년 간 앓아 온 콧병을 깨끗하게 고쳤다는 소식을 알려주기 위해서였다.

할머니는 그동안 냄새를 못 맡아서 불 위에 올려놓은 음식이 다 타버려도 모르고 지낸 적이 한 두 번이 아니고 음식의 간을 모르고 살아왔는데 이제 30여 년 만에 냄새도 맡고 음식 맛도 바르게 알게 되었으니 그 기쁨이 어느 정도였는지 짐작하고도 남았다.

이 일을 계기로 나는 느릅나무가 코 질환에 효능이 있다는 것을 확실히 알았고 이후 한의원을 개원한 뒤에도 코 질환을 앓는 사람에게는 코나무 껍질을 달여 먹도록 권했다. 하지만 여러 환자들을 만나다 보니 느릅나무 껍질이 어떤 사람에게는 특효약이 되었지만 다른 사람에게는 확실한 효과를 나타내지 못할 때도 있었다. 느릅나무로는 모든 콧병을 치료할 수 없었던 것이다.

점차 콧병에 대한 나의 관심도 깊어갔고 치료약 연구를 지속적으로 해야 한다는 막연한 사명감도 느끼게 됐다. 할머니를 만난 이후 한의대에 진학한 다음에도, 또 한의원을 개원한 후에도 코 질환 개선 치료약에 대한 나의 연구는 계속됐다.

결정적인 계기는 내가 직접 알레르기 비염에 걸린 일이었다. 오랜만에 친척들이 모였는데 그날따라 친척집 난방이 시원치 않았다. 집 안에서도 가벼운 외투를 입고 있었지만 집에 돌아와서 급기야 감기에 걸리고 말았다. 나뿐 아니라 큰아들까지 감기 이후 알레르기 비염에 걸려 속수무책으로 양의원이며 좋다는 한약재로 약을 지어 먹기도 했다.

하지만 명색이 한의사가 코를 훌쩍이며 환자를 진료하는 것이 못마땅하고 자존심 상했던 나는 코에 좋다는 각종 한약재를 넣어 비율을 봐가며 약을 만들었다. 먹기 좋게 환으로 만들어 수시로 복용할 수 있게 했다.

첫 임상실험 대상자는 큰아들이었다. 나와 함께 비염으로 고생하는 큰아들에게 내가 만든 약을 먹인 것이다. 아들은 두려워하지 않고 오히려 '아빠가 만든 약이니 믿고 먹는다' 는 말로 나에게 용기를 주었다.

며칠간 환약을 먹은 아들의 비염 증세는 점차 호전됐고 급기야 완치에 이르렀다. 물론 나 또한 아들과 함께 약을 복용했는데 역시나 코가 뚫리면서 머리까지 맑아지는 느낌을 받았다. 친척 중에도 옷장 정리 후에 콧물 재채기가 지속되어 고생하시는 분이 있어 그분께도 약을 복용해 보시길 권했다. 역시나 기침, 콧물, 재채기가 씻은 듯이 나았다는 이야기를 듣고 약효를 확신하게 됐다.

하지만 처음부터 '청비환' 이라는 이름을 붙인 것은 아니다. 특별한 이름 없이 한의원 내원 환자들에게 내가 만든 코 질환 환약을 지어드리던 어느 날, 지인이 소개해 준 잡지사 기자와 이야기를 나누게 됐다. 지금이야 널리 알려진 이야기지만 그때까지만 해도 7수 끝에 한의대에 입학한 나의 개인사가 사람들에게 알려질 일은 없었다.

그러나 나와 식사를 하며 이야기를 나누던 그 기자께서 7전8기로 한의대에 입학하여 한의원을 개원한 내 지나온 이력에 관심을 보이기 시작했고 기사화 하고 싶다는 뜻을 내비쳤던 것이다. 하지만 나는 조금 창피함이 앞섰다. 대입에 일곱 번이나 떨어진 사람을 믿고 한의원에 올 환자는 없겠다는 생각이 컸기 때문이다. 그 이야기만 빼고

게재할 수 없겠냐는 제안은 단박에 거절당했다. 끈기 있게 도전한 그 부분이 핵심이라는 이유에서였다. 결국 나는 오랜 고민 끝에 내 이야기를 기사화하는 것에 동의했다. 그 때 기자분이 코 질환에 효과적인 그 약의 이름을 물어왔고 나는 고민없이 머리에 떠오른 이름을 말했다.

'맑을 청(淸)'에 '코 비(鼻)'를 붙여 '청비환(淸鼻丸)'.

이후 청비환은 평강한의원을 대표하는 하나의 브랜드로 자리 잡았고, 나의 꿈이었던 식물원을 만드는 밑거름 역할을 톡톡히 했다.

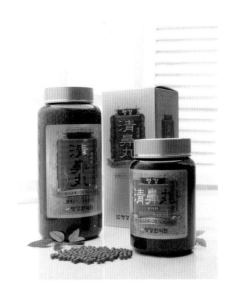

2
청비환으로 '코'가 시원해지다

청비환은 나에게 물질적으로나 명성으로나 더할 나위 없이 좋은 기회를 준 효자 약이다. 하지만 청비환을 개발하고 무엇보다 보람을 느끼는 것은 코 질환으로 생활에 불편을 겪고 남모를 심적 고통으로 괴로운 나날을 보냈던 환자들이 청비환 복용 후 질환의 고통에서 벗어난 것은 물론, 삶의 활력을 되찾고 기쁨을 누리게 됐다는 소식을 들을 때이다. 환자들을 치료하는 일, 이것이 한의사로서 나에게는 무엇과도 바꿀 수 없는 행복감을 주는 일이기 때문이다.

◎ 청비환 사용 치료 사례

사례 ①

초등학교 2학년 9살 손주를 둔 할머니입니다. 아이가 비염이 있어 15년 전에 알게 된 평강한의원에 다녀와서 이글을 씁니다. 지금 66세 된 아이의 할아버지, 제 남편 이야기를 하려구요.

남편은 중·고등학교 때부터 축농증으로 고생했다는데 나이를 먹고 세월이 갈수록 더욱 심해져 점점 코로 숨쉬기가 어렵고 냄새도 못 맡게 되었습니다. 또한 머리는 늘 멍하고 심지어 물혹이 생겨 수술도 했는데 다시 재발한데다 언제나 코가 늘 막혀있고 답답하여 스프레이를 해도 소용이 없는 심각한 상태였습니다.

그런데 어느 날 미용실에서 잡지를 보던 저는 평강한의원이 소개되어 있는 것을 보고 '한방으로 축농증을 고친다? 이런 방법이 있었네!'라며 눈이 번쩍 떠지는 느낌을 받았습니다. 사막에서 오아시스를 만난 것처럼 남편과 즉시 한의원을 찾아갔고 청비환이라는 약을 지시한대로 한 번도 거르지 않고 복용했지요.

얼마 후 신기한 일이 일어났습니다. 자영업을 하는 남편이 하루는 일하는 건물의 공동화장실에서 냄새가 나더라고 하더니, 또 며칠 후에는 길에서 여성이 지나가면 화장품 냄새가 난다고 웃으며 이야기해 주었습니다.

40여 년을 고생하던 남편은 그 후로 코로 숨쉬고, 냄새도 잘 맡는 등 아주 건강한 코를 갖게 되었습니다. 우리 손주도 좋은 효과가 있길 바라며, 평강한의원 이환용 원장님을 만나게 됨을 정말 감사드립니다.

사례 ②

만성 비염으로 고생하시는 분들을 위해 이글을 올립니다. 저는 3대에 걸쳐 아버님, 자녀, 조카 등 청비환을 먹고 비염을 고친 사람입니다.

우리 가족은 모두 오랫동안 앓아온 만성비염으로 겨울이면 코가 막혀 여러 번 풀어야하는 불편함을 피할 수 없어 지인을 만나거나 학교에서 공부할 때 등 난감한 상황이 자주 발생하여 자리를 피할 때가 많았습니다. 그리고 강의를 들을 때 정신이 혼탁하여 강의에 집중을 할 수 없고, 그로인해 공부한 내용이 기억이 나지 않는 일도 많았습니다.

저는 견디다 못해 이비인후과와 약국을 제집 드나들 듯 10여 년을 다녔지만, 치료하고 약 먹을 때에만 효과가 있는 듯 보였고, 결국 코 안의 혹이 자라 콧속을 막는 일이 발생했습니다.

수소문 끝에 서초동 평강한의원이 '청비환' 이라는 한약으로 비염을 고친다는 신문광고를 보고 지푸라기라도 잡고 싶은 심정에 1996년에 평강한의원에 와 약을 처방받고 복용하기 시작했습니다.

먹은 지 일주일 후부터 쉴 새 없이 흐르던 콧물은 서서히 멈췄고, 놀랄 정도로 전신을 뒤흔들었던 재채기는 횟수가 점점 줄어들기 시작했습니다. 6개월이 지나면서는 코에 대한 불편감이 사라지면서 혼탁했던 머리와 날카로웠던 신경이 점차 안정을 되찾는 느낌이었습니다. 때문에 책을 오래 읽어도 지루하지 않고, 기억력과 집중력도 좋아졌습니다. 일상생활도 정상적인 리듬을 찾게 되었습니다.

이렇게 저는 약을 먹기 시작한지 3년 만에 비염이 깨끗이 나았습니다. 그 후 저보다 심하셨던 저희 아버님께 약을 드렸고 평강한의원 청비환으로 3년, 저희조카가 2년을, 그리고 저희 딸은 3년 전 먹고 나은 듯 보였으나 현재 다시 재발되어 얼마 전부터 다시 약을 복용하고 있습니다.

지금 제 나이 63세, 제가 비염이 발병한지 30년, 청비환을 먹고 지금까지 20년 동안 정상적인 생활을 유지하고 있습니다. 이렇게 아버님 88세, 저(본인), 조카, 제 딸, 3대에 걸쳐 청비환을 복용하여 지금까지 청비환의 효력으로 저희 가족 모두가 깨끗이 나아 건강하게 살아가고 있습니다. (제 딸은 약을 꾸준히 복용을 하지 않아 다시 발생한 것으로 보입니다.)

이 글을 보시고 비염을 앓고 있는 모든 분들에게 청비환을 꼭 권해 드리고 싶습니다.

청비환을 만들어 저희들의 코를 안정적으로 다스려주신 평강한의원 이환용 원장님께 진심으로 감사를 드립니다.

앞으로도 건강하셔서 비염으로 어려움을 겪는 모든 이들에게 등불이 되어주시길 간곡히 부탁드리겠습니다. 참으로 고맙고 감사합니다.

– 여○○ 드림

사례 ③

안녕하세요.

지금부터 한 6~7년 전쯤 우리 손녀딸이 초등학교 때 항상 휴지를 들고 다니며 코를 풀어야 할 정도로 비염이 심했었습니다.

어느 날 친구가 자기도 비염이 심했는데 평강한의원 약을 먹고 다 나았다며 저에게 평강한의원에 한번 가보라고 소개를 시켜주는 겁니다. 그래서 우리 손녀딸을 데리고 서울에 있는 평강한의원을 데리고 가서 원장님을 만나 진찰을 받고 약을 받아 왔었습니다.

한 달분 씩 그렇게 두 달을 약을 먹으니 휴지 없이는 생활이 힘들 정도였던 손녀딸의 비염이 싹 나아서 6~7년이 지난 지금까지도 재발 없이 아주 잘 지내고 있습니다. 그래서 그 후로 비염이 있다는 주변사람들에게 평강한의원을 가보라고 항상 소개를 해주고 있습니다.

이번에는 제 가까운 친구가 비염으로 고생하길래 제가 데리고 약을 지으러 왔다가 이렇게 후기를 남기고 갑니다.

오래전에 갖고 있던 원장님 명함이 없어져 어떻게 찾아오나 하다가 인터넷을 검색하니 딱 나오더라고요. 그래서 다행히 헤매지 않고 찾아올 수 있었습니다.

– 남○○(경기도 성남시 거주)

사례 ④

평소 자연식으로 건강을 돌봐왔던 터라 아이가 콧물이 며칠 흘러도 대수롭지 않게 여기고 괜찮아지려니 하고 무관심했습니다. 하지만 날이 갈수록 아이의 증세가 더욱 심해져서 동네 이비인후과를 찾았습니다. 처방을 받고 한 달 이상 약을 복용해도 변화가 없었습니다. 오히려 재채기와 천식도 함께 동반되고 눈 가려움증과 가끔 두통까지 호소하기 시작해 걱정이 이만저만이 아니었습니다. 큰 병원에 가면 나을까 싶어 신촌에 있는 종합병원을 찾게 되었습니다. 병원에서 권하는 알레르기 반응검사, X-ray 촬영을 한 후 결과를 보니 콧속에 물혹과 집 진드기성 알레르기여서 평생 약을 먹어야 한다는 진단을 받았습니다. 암담한 심정이었으나 포기하지 않고 수소문한 끝에 알레르기 체질 개선에는 한방이 좋다는 소문을 듣고 한의원을 찾았습니다. 하지만 콧속에 침을 맞고 한약을 먹으며 3개월 이상 치료했지만 결과는 마찬가지였습니다.

희망이 보이지 않아 참담한 심정으로 몇 달을 보낸 후 어느 날 은

행에서 우연히 주부생활지를 보다가 평강한의원을 알게 되었습니다.

당장 아이를 데리고 한의원을 찾아 청비환을 복용하기 시작했습니다. 약을 먹은 지 한 달 정도 후에 코에서 콧물이랑 피가 섞여 나오고, 눈 주위에 가려움과 좁쌀 같은 것이 붉게 돋아났습니다. 걱정이 앞섰으나 인내심을 가지고 며칠 두고 봤더니 시간이 지나면서 차츰 콧물과 재채기가 사라져갔습니다. 혹시나 싶어 한의원을 찾아 검사를 받았더니 콧속의 물혹이 거짓말처럼 없어진 것입니다.

보고 또 보고 수차례 확인하고는 기쁨을 감추지 못했습니다. 모든 소원이 다 이루어진 것 같고 너무나 기뻤습니다. 평강한의원 원장님께 깊은 감사를 드리고 싶습니다. 감사합니다. 원장님.

사례 ⑤

어릴 때부터 비염이 너무 심하여 콧물 때문에 일상생활을 정상적으로 유지하는데 상당히 불편함을 느꼈습니다. 특히 음식 먹을 때는 더욱 심하여서 제대로 식사가 불가능 할 정도였고, 끊이지 않는 두통에 무력감까지 가중되어 힘들었습니다. 바람이 불면 눈물까지 심하게 나고 코가 항상 무거운 느낌으로 생활하고 있었습니다. 그러던 어느 날 어머니가 방송을 통해 평강한의원에 대한 정보를 얻고는 비염으로 항상 힘들어하는 저와 오빠를 데리고 한의원을 찾으셨습니다.

증상이 좀더 심한 것은 오빠였지만 우선은 제가 청비환을 먼저 복용해 보았습니다. 확신을 가지고 먹은 것 보다는 희망을 안고 먹은 청비환의 약효는 기대 이상이었습니다. 저의 상태가 호전되는 것을 보고 오빠도 함께 복용하게 되었습니다.

청비환 처음 복용 당시 원장님께서는 금주습관이 필요하다고 하셨습니다. 그래서 원장님이 하라는 대로 2개월 간 술을 마시지 않고 청비환을 잘 챙겨 먹었습니다. 증상이 호전되더니 지금 10년이 지나도록 비염으로 고생하지 않습니다. 신기 할 정도입니다. 저뿐만 아니라 오빠도 (오빠는 증상이 더 심함) 완치! (오빠는 두 번 먹었습니다.)

원장님께 감사! 우리 아이 아토피도 완치할 수 있도록 도와주세요!!

사례 ⑥

평상시 비염증상이 심해서 킁킁거림과 콧물, 재채기 등으로 집중이 안 되고 대인관계에 큰 지장을 받고 있었습니다. 특히 환절기에 증상이 더욱 심했는데 이 같은 저의 상태는 비염을 앓던 아버지의 유전이 아닌가 짐작됩니다.

그러던 차에 지인의 추천과 인터넷을 통해서 평강한의원을 방문해 진료를 받았습니다. 이후 조제해 주신 약을 복용했더니 비염 증상이 꾸준히 개선되어 3개월 복용 후에는 완치의 기쁨을 경험하게 되었습니다. 그 후 비염으로 고생하는 친구들에게 소개하여 친구들까지도 비염이 완치되는 것을 봤습니다.

　부탁드리고 싶은 것은 비염으로 고생하고 있는 많은 사람들이 쉽게 방문하고 치료될 수 있도록 광고, 홍보를 해주시면 좋겠습니다.

사례 ⑦

　청비환으로 고질적인 비염을 고친 사람입니다. 제 사촌동생이 대학교 이비인후과 의사인데도 오랫동안 비염으로 고생하면서도 고치지 못하고 있었습니다. 제 친정 가족 중에도 비염 환자들이 여럿 있는데 그들 역시 고생만 했지 고치지 못했습니다.

　그러다가 근래에 제가 평강한의원에서 청비환을 만난 후 외과적인 치료도 소용 없었던 비염을 완전히 고쳤습니다. 제 이야기를 듣고 친정 식구들도 청비환을 복용하려고 한의원을 찾았습니다.

　저의 경험으로는 비염이란 오장육부의 조화를 통해서 병을 고치는 한방 치료가 올바른 치료법이라고 생각됩니다.

　제 큰 딸(8세)도 비염이 있어 함께 복용하는데 아이 스스로 잘 먹고 있습니다.

　모쪼록 저와 같이 오랫 동안 비염으로 고생하시는 분들이나 비염 증상 초기인 분들이 모두 청비환으로 큰 효과 얻으시기를 기대합니다.

　이환용 선생님의 이 명약이 모든 비염환자에게 새로운 삶의 즐거움을 가져다 주리라 믿습니다.

사례 ⑧

저는 14년간 비염으로 지독히 고생해 온 사람입니다. 어느날 갑자기 생긴 만성 비염으로 서울의 유명하다는 이비인후과에서 코뼈를 잘라내는 수술과 레이저 수술 3회 등 해 보지 않은 방법이 없다고 할 만큼 비염치료를 위해 수많은 노력을 기울였습니다.

그러나 병원 치료는 받을 당시 뿐, 아무런 효과도 없었습니다. 일년 열두 달 늘 코막힘과 아침에 눈 뜨면서 시작되는 재채기, 콧물, 눈 가려움, 코 가려움 등의 증세로 기억력과 집중력이 현저히 감퇴되어 늘 물건을 잃어버리고 집안에서 살림하는데도 불편한 점이 많았습니다.

무엇보다 냄새를 전혀 맡지 못하는 탓에 어린 딸에게 늘 무슨 냄새가 나지 않느냐고 물어 보며 음식이 쉬는지도 모를 정도였습니다.

저는 코로 숨을 쉬고 싶은 소원이 간절했지만 생활은 힘들기만 했습니다.

또 항상 입으로 숨을 쉬니 자고 나면 입이 쓰고 입술은 말랐습니다. 특히 치과 치료를 해야할 때의 고통은 이루 말 할 수가 없었습니다.

급기야 첫 아이를 임신해 해산달을 앞두고 숨을 쉴 수가 없어 괴롭기만 했습니다. 만성 비염은 또 기관지 천식으로 전이되기까지 하여 작년에는 강남 성모병원에서 119 구조대의 차를 타고 입원하기도 했습니다. 그 후유증으로 지금도 천식기로 고생하지만 이환용 선생님께서 조제하신 환약을 복용하고는 어느날부터 냄새가 맡아졌고, 그 심한 코막힘이 없어져버렸습니다. 심지어 아주 미세한 냄새까지 다 맡을 수가 있게 되었는데 이는 모두 청비환을 복용한 지 채 한달도 되지 않은 시간에 일어난 일이었습니다.

저는 사실 조심스러워서 아무 말 하지 않고 있다가 저처럼 지독히 심한 환자가 낫는 걸 보니 널리 알려야겠기에 이렇게 체험담을 씁니다.

3
참느릅나무 이야기

　청비환과 아토순의 주재료로 쓰이는 약재는 참느릅나무 속껍질, 즉 유근피(楡根皮)이다. 느릅나무는 입이 넓고 키가 크며 줄기가 곧게 또는 비틀려서 자란다. 나무는 대개 10m 정도로 자라는데 가지가 많이 뻗어 위가 조금 뾰족하면서도 둥그스름하다.

　참느릅나무의 주요 서식지로 우리나라의 중부 아래쪽 깊은 산 50~1,100m 고지의 계곡이나 맑은 물가, 묵은 밭둑에 주로 서식하는 것으로 알려졌다. 가을에 꽃이 피며 길이 3~5㎝ 정도의 잎이 가지에 어긋나게 달린다. 윗가지로 갈수록 잎이 큰 것이 특징인데 가장자리

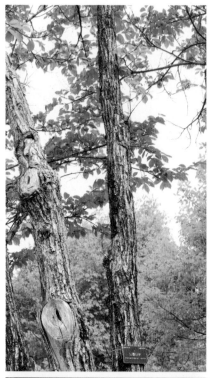

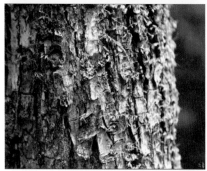

〈사진출처 – 평강식물원 '느릅나무'〉

에 얕고 규칙적인 잔톱니가 있다.

나의 꿈이자 소망이었던 평강식물원에도 느릅나무가 있다. 『평강으로 가는 오솔길』에서 이미 밝힌 바 있듯이 느릅나무는 식물원에서 내가 아끼는 나무 중 하나이다. 잔디광장과 습지원 사이에 잇는 이 느릅나무가 없었다면 나는 식물원을 만들 수 없었을 것이다. 예부터 구황작물로 쓰였던 느릅나무는 허준의 〈동의보감〉에도 구황식물로 기록돼 있을 정도다.

참느릅나무는 약용과 식용으로 널리 사용되는데 위장병, 장염, 기관지염, 비염,

불면증, 기미, 주근깨에 효능이 있으며 구황작물로서 어린잎을 데쳐서 나물로 먹거나 멥쌀에 섞어 설기떡(느릅떡)을 해 먹는다.

약재로 쓰이는 뿌리 속껍질(유근피, 楡根皮)은 가을에 채취하며 줄기껍질(유피, 楡皮)은 봄에 얻어 그늘에 말려 쓴다. 위장병, 장염, 기관지염, 비염에 말린 것 20g을 물 700㎖에 넣고 달여서 마시며 효과를 볼 수 있다.

◎ 인디언들도 약용으로 사용한 '느릅나무'

느릅나무의 약효에 대해서는 세계적으로도 권위를 인정받고 있는 '더 사이언티픽 발리데이션 오브 허벌 메디슨'과 '인 사이언크로니아 오브 허브'라는 책에도 상세히 기록되어 있다.

약초 성분을 과학적으로 입증, 밝히고 있는 이들 책에서 느릅나무(학명:ULMUS RUBRA U, FULVA ULMACEAE)는 50% 이상의 성분이 점액질로 되어 있어 상처와 염증을 완화하고 진통 및 보호제 같은 작용을 한다고 기술되어 있다. 1633년 유럽쪽의 기록에 상처를 치료하는 찜질 약습포로 사용하거나 골절 치료에 사용한 것으로 나타나 있고 북미에서는 인디언들이 약으로 사용한 것을 알게 되기 전까지 영국 이주자들은 느릅나무를 그리 널리 이용하지는 않았다.

1859년 "느릅나무껍질은 가장 쓸만한 의약품 중의 하나이며 감염증이나 골절등에 사용할 수 있는 효과적인 약용식물"이라는 연구 논문이 학계에 발표되면서 내복을 하면 동시에 점막의 염증이나 자극성이 없어진다는 연구들이 잇따라 나왔다.

효능은 요로 감염증, 장내감염증, 호흡기장애, 설사, 콜레라 감염, 괴혈병, 내부 또는 외부 궤양성 상처, 종양, 부종, 동상, 화상, 영양분이 많은 식물들로 알려져 있다.

재미있는 것은 느릅나무가 치질에도 잘 듣는 약이라는 것이다. 그것은 느릅나무의 점액성 효능이 치질을 녹이기 때문이라고 이들 책들은 기술하고 있다.

감기 등의 호흡기 질환에도 특효가 있다고 강조하고 있다.

역사적으로 우리나라 외에 모히칸족(族) 등 인디언들이 이 느릅나무를 가장 많이 썼는데 이들은 목감기 치료는 물론 출산 시 고통을 덜어주는 진통제, 그리고 치통, 설사, 궤양, 류머티즘, 피부병, 눈병, 상처 등 다양하게 약용으로 이용했다.

맛은 달고 일차적으로 폐와 위장에 작용한다. 성분은 단백질, 뮤신, 아미노산, 요오드, 망간으로 구성되어 있고 교질액 성분으로 담을 녹이고 수렴작용을 한다. 느릅나무 껍질이나 뿌리를 가루로 만들어 물이나 벌꿀에 타서 마시거나 아픈 부위에 바르면 상기도 감염, 김침, 목감기에 좋고 영양분이 많아 식용(응급환자)으로 해도 된다. 구토나 심한 욕지기에도 진정 작용이 있다. 사람이 심하게 쇠약해져 있을 때 벌꿀, 인삼, 계피등과 같이 복용 시키면 원기가 회복된다.

서양에도 우리나라의 한의학과 비슷한 의학이 있는데 이를 '자연의학'이라 한다. 자연의학에서는 일종의 약용식물들에 대한 연구 결과가 상당히 축적되어 있을 뿐 아니라 실용화되어 있으며 현대의학으로 쉽게 치료되지 않는 소모성 질환들이 늘어나자 이들 자연의학에 대한 관심도 증폭되고 있다. 느릅나무에 대해서 서양에서도 이같이 그 약효를 인정하고 있지만 '신토불이(身土不二)'라는 말처럼 우리나라 사람에겐 우리나라 땅에서 자란 느릅나무가 제일인 것은 두말할 나위가 없다.

◎ 코 질환과 유근피와의 관계

유근피는 생것으로 껍질을 벗기면 꼭 코와 같은 액체가 흐른다. 마른 것을 입에 넣어도 마찬가지다. 이것이 바로 비염, 축농증을 치료해 주는 성분이다. 유근피는 고름을 빼내는 최고의 약이다.

축농증이나 비염으로 생긴 분비물을 없애는데도 유근피는 탁월한 효력을 갖는다. 물론 유근피 한 가지만 쓴다 하더라도 효과를 볼 수 있으나 증상에 따라서 유근피를 보조적으로 같이 사용함으로써 큰 효력을 얻을 수가 있다.

유근피는 코의 농을 없앨 뿐만 아니라 기침을 멈추는 작용이 있고 폐, 기관, 코 등 모든 호흡기를 깨끗이 청소한다고 볼 수 있다.

코나무껍질을 꾸준히 복용하면 비점막의 원상회복 능력을 향상시

킴으로서 점막의 지속적인 염증, 즉 비염이나 점막에 강하게 접착되어 있는 농이 자연스럽게 완화·용해·배설시켜 주고, 특히 화농성 농이 고여 있는 악성에 속하는 축농증에 효과가 큰 것을 알게 되었으며 비점막의 정상적인 활동으로 기능이 원상으로 회복되는 것을 볼 수 있었다.

노무현 대통령이 보고 그토록 싶어 했던 느릅나무

2006년 11월 5일 고 노무현 전 대통령께서 현직에 계셨을 때 평강식물원을 방문하셨다. 식물원을 둘러보시고는 식당에서 식사 중 평강식물원을 만들게 된 계기를 물으셨다. 나는 어린시절의 이야기와 느릅나무로 인해 한의원이 성공하여 식물원을 만들게 된 것을 설명드렸고, 고 노무현 전 대통령께서는 "아 그 느릅나무"하시며 본인의 어린시절 이야기를 들려주셨다. 고 노무현 전 대통령의 어린시절 아버님께서 다리에 종기가 생겼는데 느릅나무의 껍질을 벗겨 찧어서 종기 난 부위에 붙이고 주무시니 다음날 고름이 싹 빠지고 새살이 나왔다고 얘기하시며 그 느릅나무를 보고 싶다고 하셨다. 고 노무현 전 대통령께서는 식물원에 있는 느릅나무를 보시고는 큰 감동을 받으셨다고 한다.

4
청비환으로 이룬 열매, 평강식물원

　나의 고향은 충청남도 서산 산골이다. 전쟁 때 고향을 떠나온 피란민들이 모여 살던 곳이었는데 다른 마을처럼 'ㅇㅇ마을'이라는 이름도 없이 운산면에 있는 '농장'으로 불렸을 만큼 외지고 가난한 군락이었다. 늘 먹을 것이 없어 허기졌지만 어린 시절을 추억하면 나에겐 행복한 기억이 더 많다.

　계절마다 들판에 피어난 들꽃이며 이름도 알 수 없는 크고 작은 나무와 나비, 풀벌레들…. 때마다 철마다 고사리, 도라지 같은 나물 재료들이 지천에 널려 우리들의 성장기를 채워준 것도 감사하다.

　어릴 적 친구들과 뛰놀던 농장마을과 언덕, 그리고 계절마다 바뀌는 향긋한 고향 냄새도 잊을 수가 없다.

흔히 향수병이라고 하는 것은 지금은 가질 수 없는, 누릴 수 없는 고향에 대한 기억을 말한다. 나에게는 고향이 사라진 것 보다 더한 아픔이 있다. 그것은 바로 개발이라는 이름으로 내가 태어나고 자란 산천초목이 훼손되고 짓밟힌 사실이다.

가난했지만 유년의 기억을 풍요롭게 만든 고향의 자연은 돈으로도 살 수 없는 귀한 유산임에 틀림없다. 그러나 내가 아무리 많이 가

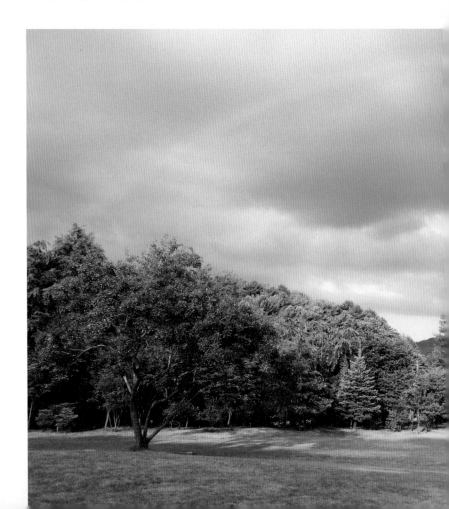

졌어도 지금은 그 모든 것들을 회복할 수 없다는 사실을 깨달았을 때, 그 절망감은 이루 말할 수 없는 것이다.

학업을 위해 고향을 떠나 살면서도 내 마음에는 고향의 모습을 복원하기를 바라는 소망이 늘 마음 한 켠에 자리하고 있었다. 지금은 어디서도 볼 수 없는, 책에서만 소개되어 있는 온갖 약초와 밝게 지저귀던 종달새 소리, 조용히 흐르던 맑은 시냇물을 다시 복원하고 싶은 간절한 소망은 사라지지 않고 계속 커져만 갔다.

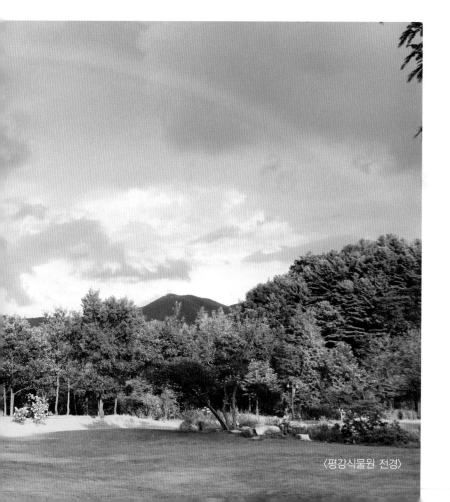

〈평강식물원 전경〉

한의원 개원 후 바쁜 생활이 지속됐다. 감사하게도 청비환으로 '평강한의원'의 이름이 널리 알려지게 되고 덕분에 재정 상태도 나날이 넉넉해져 갔다.

사실 평강한의원은 애초에 빚으로 시작한 곳이었다. 남들은 강남한 복판에 번듯한 개업의로 생활한다고 부러워했을지 모르지만 우리 가족은 전세도 아닌 월셋방 살이를 하고 있는데다 다달이 갚을 대출금의 이자를 내기도 버거운 실정이었다.

그런 상황이었지만 고향 앞동산에 대한 꿈은 쉽게 저버릴 수 없었다. 당시 고등학교 다니던 처남에게 나는 '나중에 내가 식물원을 세울 테니 처남이 원예학을 공부해서 나를 도와달라'는 말을 했을 정도였다. 실언으로 들렸을 이 말을 실현시키기까지 많은 시간이 걸렸지만 마침내 '평강식물원'은 문을 열었고, 이제 많은 사람들에게 자연의 소리와 쉼을 주는 공간이 되었다고 자부한다.

◎ 18만평에 심은 우리 식물

나는 감히 '21세기는 환경의 시대'라고 단언한다. 근래 들어 산업사회를 거친 우리 세대는 자연으로 돌아가려는 욕구를 강하게 느끼며 이를 실현하기 위한 노력도 기울이고 있다. 100세 시대를 향하고 있는 지금, 일찍 마무리 되는 사회생활을 뒤로하고 귀농, 귀촌을 꿈

꾸며 준비하는 사람들이 많아진 것도 그러한 욕망에의 표출이 아닐까 생각한다.

내가 식물원 만드는 일을 꿈꿨던 것은 이런 사회 풍조를 뒤따른 것은 아니었지만 동시대를 살아가는 장년세대의 일원으로서 아무래도 이 같은 과거의 자연에 대한 추억과 아련함, 또 우리 유년시절을 풍요롭게 했던 자연의 품을 회복하고자 하는 열망의 발단은 아마 비슷하리라 생각한다.

식물원의 역할과 의미는 단순히 쉽게 볼 수 없는 희귀식물을 수집하고 재배하는 것에 그치지 않는다. 사람들에게 자연과 조화를 이루는 삶을 선사하는 공간으로 그 역할과 의미가 확대되고 있다.

또 지금 세계는 '종자전쟁'이라고 일컬을 만큼 다양한 식물 종(種)을 확보하기 위한 눈에 보이지 않는 경주를 하고 있다. 때문에 식물 종을 보존하는 일은 개인이 아닌 국가적 차원에서 반드시 해결해야 한다는 의식을 가져야 할 때다. 식물원의 중요성이 바로 이러한 상황과 맞물리는 것이다.

평강식물원은 최대한 인공미를 배제하고 자연 그대로를 느낄 수 있도록 조성했다. 도시 어디에나 깔려 있는 아스팔트 길 대신 흙길을 유지해 아름다운 고향 풍경을 재현하고자 했다.

이같은 평강식물원의 자연주의가 방문객들의 마음을 열고 있는 것으로 보인다. 조용히 식물원 흙길과 잔디, 동산을 걷다 보면 마음

에 잔잔히 번지는 평안과 쉼의 의미를 다시 되새길 수 있으리라 생각
한다.

현재 평강식물원에는 상당수의 우리나라 멸종위기 식물이 서식하
고 있다. 개원 초기부터 희귀식물을 꾸준히 수집, 증식한 결과 2009
년에는 환경부에서 '서식지 외 보전기관'으로 지정되는 성과도 거뒀
다.

또 대한민국 최북단에 위치한 기후적 특성과 특수토양기술을 활용
해 '동양 최대 규모의 암석원'을 조성했고, 백두산, 한라산, 설악산의
정상 부근과 록키, 히말라야, 알프스와 같이 해발 2,500m 이상의 고
산지대에서만 발육하는 희귀 고산식물 1천여 종을 보유하고 있다.

◎ 겸손을 가르쳐주는 식물원의 코나무

평강식물원에는 잔디광장, 연못정원, 습지원, 만병초원, 고사리
원, 암석원, 고충습원, 들꽃동산, 자생식물원, 고산습원이 있다. 각
공간마다 이름에 맞는 식물과 꽃들이 자라면서 계절마다 아름다운
자태를 뽐내는 중이다.

원래 이 땅에 자리하고 있던 수많은 들꽃과 나무들, 풀벌레들이
옛 모습 그대로 최대한 보존하려는 식물원 식구들의 노력으로 잘 지
내고 있다고 생각한다.

무엇보다 식물원에는 내가 아끼는 나무가 몇 그루 있는데 잔디광

장과 습지원 사이에 있는 느릅나무는 빼놓을 수 없는 귀중한 나무 중 하나이다. 평강식물원을 만들 수 있도록 해 준 나무, 평강한의원과 내 이름을 사람들에게 알리게 해 준 나무.

느릅나무 껍질의 약효를 발견하고 청비환을 만들지 못했더라면 과연 이 아름다운 식물원이 태어날 수 있었을까 하는 생각을 할 때마다 하나님께 감사하는 마음뿐이다.

식물원에 있는 느릅나무는 내가 다른데서 옮겨다 심은 것이 아니다. 식물원 부지로 지금의 이 땅을 보러 왔을 때부터, 즉 잔디광장이 조성되기 전부터 그 자리에 있었던 나무이다. 코나무로 재정이 넉넉해져 식물원까지 만들었는데 예상치 못한 그 자리에 코나무가 있었으니 내 마음이 더 기쁘고 든든했던 것은 두말 할 필요가 없다.

평강식물원의 자연 이야기를 담은 전작『평강으로 가는 오솔길』에서도 밝혔듯이 나는 이 느릅나무를 볼 때마다 겸손을 생각한다. 진심으로 느릅나무가 나에게 하는 듯 한 소리를 마음으로부터 듣기 때문이다.

'이 식물원은 이환용이라는 사람이 만든 것이 아니라 코나무인 나의 힘이 컸어요. 항상 겸손하게 우리를 아끼고 지켜주세요. 더 많은 사람들에게 아름다운 자연을 보여주기 위해 노력하세요.'

평강식물원이 사람들의 이름에 오르내리고 이제 더 풍성한 자연의 아름다움을 보여주는 시기로 자리잡아가고 있다. 이 모든 것이 나의 자랑은 아니다. 코나무가 들려주는 마음의 소리처럼 나는 단지 하나님이 조성하신 이 아름다운 자연을 지키기 위해 노력하는 일꾼의 자세로 이곳을 지켜나가고자 한다.

◎ 자연이 주는 기쁨의 선물

간략하게나마 식물원에 함께 살아가는 자연 친구들을 소개할까 한다.

우선 습지가 많은 평강식물원에는 개구리들이 정말 많다. 처음 식물원을 조성할 때는 연못을 중심으로 곳곳에 개구리가 예상 외로 많고 또 빠르게 번식해서 인위적으로 개체 수를 줄일까 고심하기도 했다. 그러나 어린이 입장객들이 많아지고 올챙이를 비롯해 각종 개구리를 바라보는 아이들의 표정과 웃음소리를 들으니 그렇게 해서는 안 되겠다는 생각이 들었다. 자연 그대로의 상태로 알아서 조절될 것으로 믿고 개구리들이 평화(?)롭게 노닐도록 했다.

어느 날 직원들과 함께 식사를 하는데 개구리가 이야깃거리의 중심에 올랐다. 개구리가 많기 때문에 우리 식물원이 아이들 사이에서 인기가 높다는 것이다. 또 어느 직원의 정보에 의하면 개구리가 올챙이일 적에 모기 유충을 3천 마리나 먹어 치우기 때문에 우리 식물원에는 비교적 모기가 없는 편이라고도 했다.

또 다른 식물원 원주인의 하나로 고라니와 멧돼지를 꼽을 수 있다. 우리 식물원에는 고라니가 많이 살고 있는데 사실 이들은 아름답게 조성된 식물원을 어지럽히는 말썽쟁이들이다. 귀한 나무나 예쁜 꽃, 연목정원에 자리한 50여 종류의 수련은 얌전하지 못한 고라니들에게 손쉽게 피해를 입는다. 고라니의 피해를 막기 위해 불침번을 서기도 하고 개를 풀어놓거나 전기선을 배치하거나 라디오를 크게 틀어놓는 등 갖가지 방법을 다 써봤지만 속수무책이었다.

이 같은 일은 멧돼지 때문에도 비일비재 했다. 드라마 촬영지로 소문이 난 덕에 식물원을 찾는 방송관계자들이 많다. 이들은 촬영에 적합한 장소를 정하고 일정을 조율하여 촬영을 시작하는데 어느 날 촬영지로 간택된 고층습원에 멧돼지가 침입해 땅을 모두 파놓은 것이다. 결국 촬영에 차질이 생겼고 피해 복구에도 시간과 에너지가 소모됐다.

급기야 직원들은 고라니와 멧돼지를 포획하자는 건의를 하기까지 했다. 총책임자로서 나의 고민은 오래 지속됐다. 별 일 아닌 것처럼 보이지만 식물원에서 살고 있는 풀 한포기라도 뽑는 것은 자연을 보전하겠다는 애초의 의도에 상충되는 것이 분명하기 때문이다.

누구를 위한 자연보호이겠는가. 사람들 보기 좋으라고 자연을 지킨다는 명목으로 작은 생명을 등한시하는 것은 어불성설이라 생각했다.

나는 최종 결론을 냈다. 고라니와 멧돼지는 모두 이 땅을 사랑하

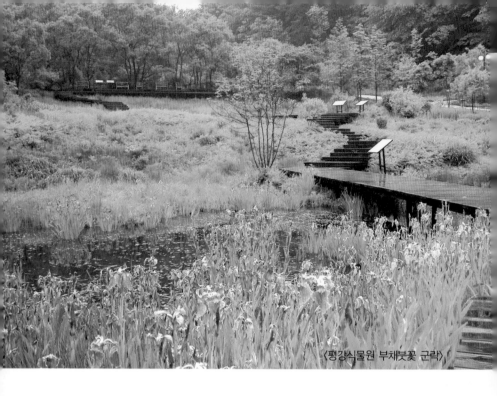

〈평강식물원 부채붓꽃 군락〉

는 식물원의 식구이므로 자연의 섭리에 거스르지 않는 그들의 행동
을 최대한 존중하면서 그들의 먹이가 되는 나무와 꽃을 더 많이 심어
식물원을 건강하게 보호하자는 것이다.

　얼레지 군락, 잔디광장, 고층습지와 같이 다른 곳에서 쉽게 볼 수
없는 귀한 장면을 우리 식물원에서 보유하고 있다는 사실이 자랑스럽
다. 그 중 암석원은 식물원에서 자신 있게 선보이는 장소 중 하나다.
　암석원에는 우리나라 한라산, 백두산을 비롯해 세계적으로도 유

명한 고산지대인 로키산맥, 알프스, 히말라야 등지에 서식하는 식물과 바위에 붙어사는 식물들이 자라고 있다.

고산식물은 특수한 환경을 갖추어야만 건강하게 번식할 수 있는데 현재 평강식물원에서는 암석 아래 지하에 습기를 제거하고 서늘한 바람이 순환할 수 있는 시설을 설치해 고산식물 자생 생태를 재현했다. 면적에 있어서도 암석원은 아시아에서 최대 규모로 알려져 있다.

현재 평강식물원 암석원에는 산솜다리, 둥근잎꿩의비름, 백두산의 월귤, 설악산 바람꽃 등 천여 종의 식물이 자생하고 있다. 특히 봄의 절정을 이루는 5월에는 키 작은 암석원 식물들이 바위 틈새로 아름다운 자태를 뽐내어 보는 이들의 마음을 흐뭇하게 만든다.

◎ 꿈은 여전히 '현재 진행형'

평강식물원의 꽃과 나무를 보면 이쁘기도 하지만 참으로 신비하다. 1주일 단위로 찾아가도 그 때마다 꽃이 바뀌고 잎 색깔이 달라진다. 봄에는 새 생명을 느낄 수 있는 노란색 빨간색 꽃이 많이 5월엔 주황색 나리꽃, 노란색 원추리꽃이 피기 시작한다. 여름이 되면 더위를 식혀주려고 그러는지 희거나 파란 꽃이 많이 핀다.

철을 따라 만물이 변하는 모습에서 성실하신 하나님을 느끼지 않을 수 없다. 또 연못엔 풀과 개구리가 함께 살고 나비와 벌과 꽃이 어울려지내는 모습을 보면서 하나님이 만드신 지구촌 공존의 법칙이랄까, 자연의 위대함을 새삼 생각하지 않을 수 없다.

그러나 꽃이 아무리 아름다워도 시들어야 열매가 맺는다. 열매는 또 땅에 떨어져 썩어야만 30배 60배 100배의 결실을 맺을 수 있다. 자연은 자기의 아름다움에 머물지 않고 자신을 버려서 더 많은 생명을 살린다는 교훈을 우리 인간에게 말없이 던져주고 있다.

식물원이 수천종의 식물을 가꾸다 보니 적자를 면치 못하지만 이 일을 사명으로 하는 것은 분명 하나님께서 뜻이 있으실 것이라는 생각을 하며 기도하고 있다.

현대인들이 성경말씀대로 자연식으로 음식을 먹으면 몸이 깨끗한데 요즘 가공식품을 많이 먹다 보니 온갖 병이 발생하고 있다.

평강식물원에서 건강을 잃은 분들을 위해 힐링센터를 건립할 계획도 갖고 있다. 그래서 많은 사람들이 대자연에서 활력과 건강을 얻고 하나님이 주신 자연과 생명이 얼마나 소중한지 깨닫게 되면 얼마나 좋을까 생각해 본다.

난 무모하고 꿈을 꾸며 살아가는 사람이라 이런 엄청난 일을 저지르고도(?) 기뻐하지만 매사에 정확하고 분별 있는 아내가 식물원으로 인해 당한 어려움과 고통은 이루 말할 수 없다. 참으로 미안하게 생각하며 또 식물원 초기에 도움을 많이 주신 장인 장모께도 감사를 드린다.

아직도 평강식물원은 마침표가 찍어지지 않았다. 현재 진행형이다. 이곳에서 하나님의 은혜와 사랑, 대자연의 법칙이 살아 숨쉬는 공간이 되도록 최선을 다할 생각이다.

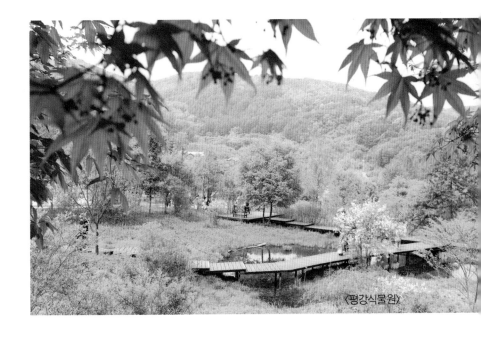

〈평강식물원〉

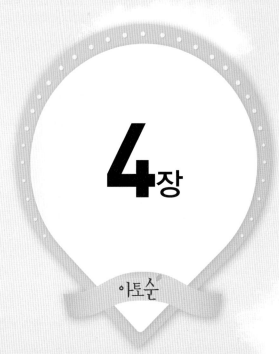

4장

아토순

이환용의 건강칼럼

건강식품 홍수시대!
무엇을 먹어야 할 것인가?

건강정보가 넘쳐나는 시대다. 텔레비전만 켜면 각종 먹방프로에서 "○○가 ○○에 좋다"며 음식을 소개하고 맛집을 찾아 나선다.

또 여러명의 연예인 패널을 불러놓고 몸의 어떤 어떤 기능에 좋은 신비의 성분을 가졌다며 식품이나 약초를 소개하는 프로그램이 즐비하다. 재미를 더하기 위해 음식을 보자기에 덮어 무엇인지 맞춰 보라기도 하고, 손으로만 만져 음식이나 식품을 알아낼 것을 주문하기도 한다. 또 소개한 것을 먹어 치료를 받은 사람의 사례까지 상세히 소개해 주기도 한다.

또 '~에 좋다더라'는 금방 상술로 연결돼 텔레비전 홈쇼핑에서 관련 제품을 판매하는 방송을 볼 수 있다. 공중파 방송의 위력을 새삼스럽게 느끼는 순간이다.

TV방송 뿐 아니라 라디오와 신문, 잡지도 건강관련 내용이 빠지지 않는다. 건강정보는 이제 우리의 생활에 중요한 일부분으로 자리를 잡고 있는 느낌이다.

그런데 여기서 우리는 딜레마에 빠지게 된다. 몸에 좋다는 음식과 약초, 약들이 많으니 도대체 무엇을 먹어야 할지 모르겠다는 것이다.

특정 식품이나 몸에 좋다는 약초, 효소 등 정말 몸에 반드시 필요하고 건강에 도움이 된다면 우리는 그 식품들을 주식으로만 먹는다 해도 다 먹지 못할 정도로 종류가 무수히 많다.

그러나 특정 효능을 지닌 식품을 아무 때나 먹는 것은 바람직하지 못하다. 몸에 좋다는 사실만으로 이를 과용하면 오히려 해가 될 가능성이 있기 때문이다. 특정 효능이 강하다는 것은 그만큼 지속적으로 섭취하면 독이 될 가능성도 높다는 말이 된다.

어떤 분과 식사를 한 적이 있는데 식후에 약을 거의 한주먹이나 먹는 것을 본 적이 있다. 무슨 약이냐고 물었더니 각종 비타민제에다 건강보조제, 효소 등 이른바 몸에 좋다는 것들을 죄다 모은 것들이었다. 과연 그분이 먹는 그 많은 약들이 소화되면서 어떤 상호 작용을 하며 그분의 건강을 지켜줄 수 있을 것인지 한의사로서 의문을 가지지 않을 수 없었다.

우리는 세상에 범람하는 수많은 건강정보에 지나치게 의존할 것이 아니라 내 몸에 맞는 건강정보만 잘 골라내 적절히 이용할 수 있는 지혜가 필요하다.

하나님께서 인간의 몸을 창조하시면서 본능적으로 건강하게 하는 행동을 하면 '좋다'는 신호를 보내고, 건강을 해치는 행동을 하면 바로 '싫다'는 반응을 나타내도록 만드셨다. 지나치게 맵고 짠 음식을 먹었을 때 속이 쓰린 증상이 나타나는 것이나, 소화가 힘들 정도로 과식을 한 후 위에 통증을 느끼는 것, 나쁜 냄새나 담배 연기를 갑자기 맡게 될 때 '턱' 하고 숨이 막히는 반응 등이 바로 좋은 예이다.

그러므로 우리가 지켜야 할 건강관리의 첫 걸음은 명확하다. '건강에 나쁘다고 이미 잘 알려진 것, 몸이 싫어하는 것들을 피하는 것'이 바로 건강을 지키는 1순위라는 것이다.

음식도 이른바 보양식만 골라 먹으면 건강에 좋을 것이라 여기지만, 각 장기마다 필요로 하는 영양소에 차이가 있어 개개인에 따라 오히려 건강을 해칠 수 있다.

특히 몸에서 가장 많은 일을 하는 간(肝) 건강을 위해서는 담백한 음식, 다양한 과일, 채소가 필요한 반면, 황사에 호흡기 건강을 지키는 데는 살코기 같은 동물성 식품도 꼭 필요하다. 이처럼 한 장기에 좋은 음식만을 섭취하면 다른 장기 건강에 문제를 일으킨다는 사실을 알아야 한다. 따라서 우리는 좋은 음식을 찾아 먹는 것보다 나쁜 음식을 피하는 것이 건강에 더 중요하다.

이렇게 되면 문제를 풀기가 몹시 쉬워진다. 좋은 음식을 찾는 것은 어렵지만 나쁜 음식을 피하는 것은 생각보다 쉽기 때문이다.

여기엔 우리가 모두 아는 일반상식만 동원해도 된다. 맵고 짠 음식을 피하고, 식품 첨가물이나 과도한 조미료, 감미료 사용을 억제하는 것이다. 여기에 튀긴 음식, 탄 음식과 소시지 등 가공식품, 햄버거 등 칼로리는 높고 지방과 나트륨이 많은 음식들을 모두 피하면 된다.

이런 식습관을 생활화 하면 우리 몸은 이내 좋은 음식, 건강식을 먹은 것과 진배가 없다.

요즘 '9988234'가 유행어이다. 다 알겠지만 "99세까지 88하게 살다가 2틀 앓다가 3일째 되는날 4망하자는 뜻"이다.

이 말대로 99세까지 팔팔하려면 몸에 좋은 음식에 대한 공부를 하기보다 몸에 무리를 주는 음식, 나쁜 음식을 피하는 것이 더 최선이라 할 것이다.

이 '나쁜음식'을 피할 것을 강조하는 의미로 건강전문가들이 나쁜 음식으로 선정한 것들을 소개하고자 한다.

—튀긴음식 : 기름에 튀긴 음식은 바삭하고 고소해 맛있지만 심혈관질환의 원인이 되며 발암물질을 포함하고 단백질을 변질시키기도 한다.

—절인음식 : 소금에 절인 음식은 나트륨 함량이 높아 고혈압의 원인이 되며 신장에 큰 부담을 주고 위점막이 헐거나 염증을 생기게 한다.

—가공육류 : 햄, 베이컨 소시지 등은 발암물질 중 하나인 아질산염

과 방부제를 포함하고 있어 고혈압, 심혈관질환을 유발하고 간에도 많은 부담을 준다.

-과자와 아이스크림 : 좋은 냄새가 나는 식용향료와 색소, 설탕, 나트륨 등이 많이 들어 있어 간에 부담을 주고 열량은 높지만 영양가는 부족하다. 아이스크림은 높은 당도로 비만을 부른다.

-탄산음료 : 몸 속의 철분, 칼슘 성분을 소변과 함께 밖으로 내보내며 당도 또한 매우 높아 유해하고 색소를 넣는 경우도 많다.

-통조림과 절인과일 : 생선, 육류, 과일 통조림 모두 단백질을 변질시킬 뿐만 아니라 열량도 매우 높다. 또 설탕이나 소금에 절인과일은 아질산염과 방부제, 향료를 포함하고 있다.

다시 반복해 주제를 강조한다면 좋은 음식을 찾는 것도 좋지만 그보다 더 중요한 것은 나쁜 음식을 피하라는 것이다.

자연을 통해 얻는 건강과
말씀이 주는 지혜

자연은 인간을 위해 만들어진 하나님의 선물이다. 이 선물을 감사하게 여겨 자연에 순응하고 자연식을 먹고 살면 우리는 성인병 걱정 없이 건강하게 잘 살 수 있다.

세계 장수마을 사람들의 공통된 점은 자연식을 통해 성인병을 예방하고 건강을 지켰음을 알 수 있다. 특히 곡물들의 씨앗은 대부분 항암제 성분이 포함돼 그 자체가 약제다.

그래서 가능한 한 곡식은 씨가 살아있는 것을 먹어야 한다. 흰 밀가루 대신 통밀과 통보리가 좋은 이유가 여기에 있다. 현미에 있는 베타시스테롤 성분이 콜레스테롤 수치를 낮추고 동맥경화를 예방하며 지방간도 회복시킨다.

단백질이 풍부한 콩은 고기 대신 영양분으로 충분하다. 여기에 콜레스테롤도 낮추고 항암작용까지 하니 일석이조(一石二鳥) 식품이다.

창세기 1장29절에 "하나님이 이르시되 내가 온 지면의 씨 맺는 모든 채소와 씨 가진 열매 맺는 모든 나무를 너희에게 주노니 너희의 먹을거리가 되리라"고 하셨다.

또 구약 다니엘서 1장에 다니엘이 왕의 진미와 그가 마시는 포도주를 먹지 않고 물과 채식만으로 얼굴이 더욱 아름답고 윤택했고, 지혜와 총명이 온 나라 박수(무당)와 술객(術客)보다 열배나 낫다고 기록되어 있다.

흙이 본래 생명력을 회복해 놀라운 과실과 채소를 맺게 하는 것처럼 우리도 씨 가진 채소와 열매, 곡식을 먹는다면 최고의 건강과 지혜와 총명을 되찾고 행복하게 살 수 있다는 사실을 알아야 한다.

많은 분들이 나에게 두 아들을 머리 좋게 키운 자녀교육 및 건강비결을 종종 묻는다. 둘 다 미국 명문고와 명문대를 다녀서 그런 모양인데 난 그때마다 "현미밥에 제철음식을 먹으라"고 권한다. 제철음식은 하나님이 우리의 건강을 위해 배려해 주신 특별 식단이기 때문이다.

몸이 오면 얼어붙었던 몸이 풀리면서 춘곤증이 오게 마련인데 비타민과 미네랄이 풍부한 산나물을 먹으면 피곤이 풀리고 밥맛이 돋도록 만들어 준다.

여름엔 땀을 많이 흘리니 수분이 많은 수박, 참외 같은 과일을 주셨는데 이 과일 속에 더위를 이길 비타민과 영양소가 있다.

가을에 나오는 감은 비타민C가 풍부해 환절기 감기예방에 좋다. 호두나 은행은 호흡기를 튼튼하게 해준다. 밤은 뼈를 단단하게 해주고 영양분이 높아 겨울을 나기 좋은 식품이다.

"이런 제철음식을 먹이고 시편과 잠언을 읽게 만들라"는 것이 내게 질문하는 분들에게 전하는 자녀교육 비법이다. 시편과 잠언을 열심히 읽으면 공부가 잘되고 머리가 좋아진다고 확신한다.

난 오랫동안 한의대 입시에 낙방하다 성경을 읽으면서 학력고사에서 좋은 점수를 받고 한의대에 합격했다. 시편을 읽으며 마음의 평화가 찾아왔던 것이다.

"여호와를 경외하는 것이 지식의 근본"이라고 잠언이 말하는 것이 진리이다. 아이들도 수재라는 소리를 듣는 것은 내가 아이들이 어릴 때부터 말씀교육을 시킨 덕분이라 믿는다.

성경말씀이 지혜의 근본이기에 성경을 먼저 깨우치면 저절로 공부를 잘 할 수 있다고 믿는데 이는 여러 사례를 통해 증명 되고 있다. 특히 시편 23편 말씀은 홀로 조용히 외우다 보면 마음속에 깊은 평안과 감사, 지혜가 솟아나는 것을 느끼게 된다.

우리 평강식물원에서 자라는 식물 가운데 '시오미'란 나무가 있다. 한라산에 자생하는 이 나무가 예전엔 '불로초'인 것으로 오해를 받아 진시황제에 헌납됐었다는 고사(古史)가 남아있다고 한다.

한의사로서 흥미로워 이 나무의 성분을 분석해 보니 약재가 될 정도는 아니었다. 이뇨작용과 괴혈병에 도움이 되는 정도였다. 진시황제가 무조건 불로초를 구해 오라고 하니 중국에는 없고 한국에만 있던 이 나무를 가져간 것이라 여겨진다.

요즘도 현대판 진시황제들이 많다. 멀리 가서 좋다는 웅담이나 사향을 비롯해 만병통치약이라며 비싼 돈을 주고 약재를 사오는 경우가 많다. 사기를 당하는 경우도 많다.

그런데 나는 이 불로초를 앞에서도 강조했지만 "하나님이 이르시되 내가 온 지면의 씨 맺는 모든 채소와 씨 가진 열매 맺는 모든 나무를 너희에게 주노니 너희의 먹을거리가 되리라"는 말씀에서 찾을 것을 권한다.

씨는 모든 생명의 근원이다. 그러므로 이 씨만 잘 먹으면 무병하고 장수도 할 수 있다. 요즘 현란한 색상과 먹음직스러운 음식들이 사람들을 유혹한다. 각종 가공식품과 인스턴트식품이 우리를 유혹하고 있다. 모두 비만을 부르고 건강을 해치는 길로 우리를 안내한다.

주변에 오래 장수하신 분들을 많이 보는데 거창한 운동이나 특별식을 드신 것이 아니라 소식하시고 부지런히 일하며 마음을 편하게 먹고 사셨음을 알 수 있다.

요즘은 쌀이 남아돌아 처치가 곤란할 정도라고 한다. 그러나 우리가 어렸을 때는 쌀 한 톨이 귀해 세 끼를 다 먹으면 부자였다. 두 끼만 먹어도 행복했던 시절이 있었다.

쌀이 귀하니 이를 아끼려 무를 썰어 넣은 무밥, 시래기에 쌀을 좀 넣어 끓인 시래기죽, 칼국수나 수제비도 귀한 음식이었다. 고깃국은 명절에나 맛볼 수 있는 귀한 음식이었다.

지금은 먹을 것이 넘친다. 식당에서 나오는 음식물 쓰레기가 엄청나 이 음식만 있으면 우리나라 인구 전체만큼 더 먹고 살 수 있다는 이야기도 들었다. 이렇게 푸짐한 밥상은 이제 미덕이 아닌 시대가 되었다.

오히려 절제된 밥상, 생태환경을 배려하고 필요한 것만 섭취하는 지혜로운 밥상이야말로 우리가 가꾸고 실천해야 할 진정한 미덕이다.

그러므로 결론으로 다가가면 건강한 장수의 비결은 씨 맺는 채소, 씨 가진 열매를 주식으로 심고 남을 위해 부지런히 활동하며 항상 기뻐하고, 쉬지 말고 기도하며, 범사에 감사하는 것이 정답이다. 또 지혜를 얻고 총명하게 되는 비결은 말씀을 늘 묵상하고 외우는 것이다.

이제 내게 건강비결과 자녀교육비결을 묻는 이들이 있다면 이 칼럼을 읽도록 하면 될 것 같다.

걸어야 산다

　인간이 창조된 이후 가장 보편화된 운동이 무엇이냐고 한다면 그것은 바로 걷기가 아닌가 한다.

　그리고 이 '걷기'는 모든 의사와 건강전문가들이 공통적으로 내놓는 건강법이기도 하다. 걷기는 육체적으로는 물론 정신적으로도 건강에 참으로 유익하다는 것에 이의를 달 사람이 없다.

　걷기는 몇 시간을 걸어도 노약자가 아니면 도저히 못 걷겠다고 두 손을 들 정도로 높은 운동 강도도 아니다. 또 걷는 동안 기분이 상쾌해지고 머리도 맑아지는 것을 느낄 수 있다. 발을 내딛을 때마다 손도 함께 움직여지고 허리운동도 자연히 된다.

　걷기를 생활화 해 매일 일정한 양을 걷다보면 스스로 체력이 강해지는 것을 느끼게 된다. 빠른 걸음으로 10분 이상 계속 걸었을 때 몸에서 땀이 나기 시작하는데 이는 몸 안에 있던 불필요한 지방이 연소되고 있다는 아주 좋은 신호다.

　꾸준한 걷기는 체중을 줄여주고 특히 당뇨병 등 성인병이 있는 사람들에게는 이만큼 좋은 약이 없다. 걷기를 계속하다 보면 혈압이 내려가고 계단을 올라도 숨이 가쁘지 않으며 걸음걸이가 가뿐하게 느껴지는 것을 스스로 느끼게 된다.

요즘은 자동차가 일상화되고 교통수단이 발달해 걷는 기회가 점점 줄고 있다. 그러나 건강을 위해서는 '걷기야' 말로 그 무엇과 바꿀 수 없는 건강비타민이다.

나는 15년 전 쯤 한국에 번역돼 나온 책 『걷지 않으면 건강은 없다』란 제목의 책을 관심 있게 읽었다. 일본인 히티노 요시로우 박사가 쓴 이 책을 보면 '걷기'의 유익성이 너무나 잘 소개되어 있다.

히티노 박사는 걷기의 이점(利點)으로 고통스럽거나 힘들지 않고 시간이 걸리지만 소비열량이 많다는 점, 장소와 대상에 제한이 없다는 점, 여기에 운동에 따른 비용이 들지 않는 점, 또 고령자 노약자도 누구나 할 수 있는 점 등을 꼽았다.

그리고 걷기가 20대 이후부터 시작되는 우리 몸의 노화의 속도를 늦추어 준다고 했다. 이 노화는 제일 먼저 다리부터 시작된다. 나이가 들면 구부정해지고 걸음걸이가 부자연스럽고 지팡이를 짚다 결국 휠체어신세를 지는 것을 보면 알 수 있다.

그러므로 걷기를 꾸준히 하다보면 같은 나이라도 걷지 않은 사람과는 확연한 차이를 보이게 된다. 걷기는 또 뇌를 자극시켜 뇌세포가 죽는 것도 늦춘다. 깜박깜박 하고 사람 이름, 명칭이 생각나지 않는 것도 뇌세포가 점점 활동을 못하게 되는 것이 이유인데 걷기로 근육이나 뼈에 운동자극을 주면 이는 뇌에 자극을 주는 결과를 만들고 뇌 활동 역시 활성화된다는 설명이다.

그렇다면 이토록 몸에 유익한 걷기를 잘 하는 방법은 무엇일까.

이왕이면 바르게 걸어 운동효과를 극대화 할 수 있다면 아보다 더 좋은 운동은 없기 때문이다.

전문가들은 먼저 가슴과 등을 쭉 펴고 머리를 똑바로 들어 전방 정면을 주시하며 양 팔을 흔들며 걸을 것을 주문한다. 발은 뒷꿈치를 먼저 착지시키고 발끝을 차내듯이 걷도록 한다. 이때 배도 당기고 큰 걸음으로 천천히 걸으면 운동에 따른 몸의 피로가 훨씬 덜하게 된다.

걸음속도는 자신의 체력에 맞추어 걷지만 하루 1만보 이상은 걸어야 운동효과를 기대할 수 있다는 것이 정설이다. 이는 한꺼번에 1만보를 걷지 않아도 2-3번 나누어 1만보를 만들어도 상관이 없다. 단 1회 걷는 시간이 최소 15분 이상은 되어야 바람직하다.

걷기에 앞서 가벼운 준비운동을 해야 부상도 막고 효과도 높일 수 있다. 다리의 신장운동을 중심으로 숨을 내쉬면서 1회 20초 정도 근육을 신장시켜주게 된다. 준비운동 순서는 우선 허벅지근육을 신장시키기 위해 상반신을 기울여 손을 아래로 뻗고 종아리 근육, 허리근육으로 옮겨가며 긴장을 풀어주어 스트레칭을 한다.

이 걷기는 겨울철이라도 땀이 나오므로 수분을 섭취하는 것은 필수적이다. 여름은 더 말할 것도 없다. 걷기 전에 물을 한 두 컵 마시고 시작하는 것이 수분부족을 막아주게 된다.

아울러 영하로 많이 내려가 아주 추운 날씨나 여름철 고온일 때는 걷기를 피해야 한다. 급격한 체온변화로 혈압이 높아지는 등 몸에 이상이 올 수 있기 때문이다.

걷기와 더불어 우리 몸에 활력을 주는 것이 바로 체조다.

헬스클럽에 등록하고 운동하리라 다짐하지만 사실 헬스클럽에 가는 날은 이런 핑계 저런 핑계로 며칠 되지 않는다. 특별 세일이라고 해서 6개월 치 1년 치 등록을 하지만 작심삼일(作心三日)이 바로 여기에 해당되는 사자성어이다.

이 체조는 집안에서 얼마든지 할 수 있고 걸으면서도 자연스럽게 할 수 있는 부분이다. 전문가가 권하는 가벼운 체조법을 소개해 본다.

신체의 이곳저곳을 천천히 뻗고 뒤튼다. 힘들지 않도록 심호흡을 계속하며 느리게 여러 가지 자세를 통해 스트레칭을 한다. 무리하게 힘을 주거나 근육이 아플 정도로 하지 않고 근력을 증진시키는 운동을 포함시킨다.

그렇다면 의사들이 권하는 최소한의 운동량은 어느 정도일까. 꾸준히 해서 체중감소와 함께 몸에 건강을 가져올 정도의 운동이 되려면 40분 이상씩 주 4회 정도는 해야 한다고 말한다. 이렇게 4주 정도만 해보면 확실한 몸의 변화를 느낄 수 있게 된다고 소개하고 있다.

걷기 애찬론자들이 주변에 참으로 많다. 걷기 동호회도 많고 바르게 걷는 법을 알려주는 '걷기 지도사' 과정까지 있을 정도다. 이들이 걷기를 주변에 소개하고 강조하면서 이구동성으로 하는 말이 있다.

바로 "걸어야 산다"이다.

건강은 건강할 때 지켜야 한다는 말은 진리다. 생활 속에서 바른 걷기를 통해 건강을 지켜 나가길 바라며 일반 블로그에서 많이 소개된 '건강 십계명'을 소개함으로 건강관리에 더욱 힘쓰는 우리 모두가 되었으면 좋겠다는 바램을 가져본다.

1. 少食多齒(소식다치) : 과식은 되도록 피하고 잘 씹어 먹어야 한다.

2. 少肉多菜(소육다채) : 고기는 적게 먹고 채식을 많이하라.

3. 少鹽多醋(소염다초) : 짠 음식은 건강에 해롭고 식초는 유익하다

4. 少酒多果(소주다과) : 과음을 피하고 과일을 많이 먹자.

5. 少車多步(소차다보) : 차를 타지 말고 많이 걷자.

6. 少衣多浴(소의다욕) : 옷을 얇게 입고 목욕은 자주하라.

7. 少言多行(소언다행) : 말을 적게 하고 행동으로 실천하라.

8. 少欲多施(소욕다시) : 과욕을 버리고 덕을 베풀라.

9. 少憤多笑(소분다소) : 흥분을 피하고 언제나 명랑한 마음을 갖자.

10. 少煩多眠(소번다면) : 번민을 피하고 잠을 충분히 자라.

마음 챙김과 소식,
부지런함과 바른 자세

내가 잘 아는 신문사 기자가 있다. 가끔씩 만나 세상 돌아가는 이야기를 나누곤 하는데 어느 날 저녁 식사를 같이하다 이런 이야기를 듣게 되었다.

그의 취재원 중에 사회적으로 아주 유명한 명강사가 있다고 한다. 회사경영과 리더십에 대한 체계화된 그의 명강의를 들으려 수많은 회사와 공공기관 등에서 강연요청을 받고 있는데 보통 한 차례 강사비가 200만원 정도라 한다. 더구나 개인적으로 프로그램을 진행하는 회사를 운영하고 있어 몸이 열 개라도 모자를 정도로 바쁘게 지냈단다.

하지만 젊었을 때는 몸이 그를 지탱해 주었으나 50대 중반을 넘어서며 새벽부터 밤늦게까지 강행군하는 하는 것이 결국 몸에 무리가 되기 시작했고 급기야 체력이 고갈돼 쓰러지는 상황까지 오고 말았다.

그는 스스로도 더 이상 이렇게 몸을 혹사시켜선 죽겠다는 위기의

식을 느끼고 회사를 부사장에게 맡기고 대외적 강의도 모두 미룬 뒤 6개월간 긴 휴가를 냈다고 한다.

그리고 그는 전국의 내로라하는 건강 도사(道士)를 찾아다니며 건강을 되찾기 위한 수련(?)을 시작했다고 한다. 몸에 좋은, 건강하게 만들어 주는 방법을 배우려고 나선 것이다.

원래 탐구정신이 강한 그분의 열정은 많은 건강 도사를 만나 그들의 지론을 듣고 시키는 대로 직접 몸으로 부딪쳐 건강의 공통분모를 찾아낼 수 있었다고 한다.

이렇게 건강 도인(道人)들의 이야기를 모두 종합해 보니 크게 4가지로 압축해 볼 수 있었다고 한다. 이 4가지 공통분모를 꼭 지키는 것이 건강에 필수요소라는 것을 깨닫게 되었다는 것이다.

그 분이 기자에게 들려준 4가지 건강법을 내가 다시 여러분에게 소개하고자 한다.

첫 번째는 아무리 몸이 좋은 운동을 하고 몸에 좋은 음식을 섭취해도 마음이 고통스럽고 스트레스가 많으면 이것이 건강을 해치는 1순위라고 한다.

이 말은 "마음의 즐거움은 양약이라도 심령의 근심은 뼈를 마르게 하느니라"(잠언 17장 22절)는 말씀을 대입시키는 것이 이해가 빠를 것이다. 말 그대로 근심과 걱정이 건강을 해치는 가장 큰 요소인 만큼 마음을 잘 다스릴 수 있는 여유와 긍정적인 사고가 꼭 필요하다고 할 것이다. 당장 내게 닥친 급박한 사건에 마음의 평정을 유지하기란 정말 쉽지 않다.

예부터 하루를 참으면 백일이 편하다고 했다(忍一日則便百日). 또 세 번 참으면 살인도 면한다고 했다(忍三字免殺人). 참을 줄 아는 사람, 자신을 다스릴 수 있는 사람이 건강을 해치지 않는다는 것이다.

두 번째는 소식(小食)을 강조했다. 현대인들이 너무 많이 먹어 병을 유발하기 때문이라는 것이다. 우리가 평상시 먹는 양의 반 정도만 먹어도 건강유지에 아무런 문제가 없으며 오히려 몸이 가볍고 건강해진다고 했다.

최근에는 외식 패턴이 뷔페로 많이 바뀌면서 과식의 기회가 더 많아졌고, 텔레비전에 이른바 먹방 프로그램이 늘어나면서 맛집 소개가 이어져 이를 찾아나서는 이들도 많아지고 있다.

음식의 절제도 필요하다. 입에서 달다고 마구 먹으면 건강의 적신호를 만나게 되어 있다. 점심의 한자어 표기는 '點心'이다. 가슴에 점하나를 찍을 정도로 적은 양을 먹으라는 선조들의 지혜가 담긴 것이 아닌가 내 나름대로 해석해 본다. 소식하며 음식을 잘 가리는 것이 건강의 요소로 꼽았다.

세 번째는 일찍 자고 일찍 일어나는 것이라 했다. 하나님께서 인간을 창조하실 때 생체리듬을 해 뜨면 일어나도록 만드셨는데 요즘은 야행성 인간이 많아져 밤늦도록 안자고 있다가 늦잠을 자는데 이 역시 건강에 좋지 않다는 이론을 내세웠다.

충분한 숙면은 건강에 중요한 요소이다. 우리는 흔히 잠간 눈을 붙여도 "아, 참 잠을 맛있게 잤다"고 말하는데 이는 '수면의 질'이 높았음을 의미한다.

이런 점에서 일찍 자고 일찍 일어나는 것이 깊은 수면을 유발하고 건강에도 도움을 준다는 해석이다. 주변에도 새벽에 일찍 일어나 새벽기도를 가거나 아침 시간을 잘 이용하는 사람이 건강한 것을 보곤 한다. 건강을 위해 일찍 일어나는 습관을 기르는 것에 동의한다.

마지막 건강법은 자세를 바르게 하라는 것이다. 우리 몸은 뼈와 장기로 이루어져 있는데 정자세를 해야 척추와 제자리서 몸의 균형을 잘 잡아주고 장기도 제 기능을 하게 된다.

집에서 소파에 벌렁 눕거나 기대어 텔레비전을 보지 말고 허리를 세우고 스트레칭을 하면서 보라고 했다. 늘 가벼운 체조나 몸 전체를 움직이는 습관을 들여 활동성을 높일 것을 주문했다.

우리가 팔이나 다리뼈에 이상이 생겨 깁스를 했다가 풀면 놀랄 정도로 팔과 다리가 가늘어져 있는 것을 발견한다. 몸을 움직이지 않았을 때 우리 몸이 어떻게 변하는지 보여주는 좋은 예가 아닐 수 없다. 운동도 과격한 것 보다 걷기나 등산 등 몸에 무리가 가지 않는 범위에서 하는 것이 낫다고 했다.

이 4가지 건강법은 우리가 이미 다 알고 있는 상식적인 것이긴 하지만 다시 한 번 강조한다는 의미로 받아들일 수 있으리라 본다. 한 의학적인 면에서도 다 맞는 이론이기도 하다.

많은 현대인들이 건강에 대한 이론은 모두들 박사급이다. 그러나 이것을 실천하고 지켜내는 것에는 역시 절제와 인내, 용기가 필요하다.

6개월이란 기간을 과감히 휴직하고 건강법을 연구해 공통분모를 찾아냈다는 그 분은 지금 건강을 되찾아 열심히 일선에서 강의하고 또 회사를 잘 운영하고 있다고 한다.

건강을 얻기 위해선 그만큼 대가를 치러야 한다. 이는 세상사는 이치와 다름이 없다.

기자가 잘 아는 그분이 6개월간 많은 돈과 정성, 시간을 쏟아 체험으로 얻어낸 이 비법(?)을 내가 지면에 공개했으니 내가 그분에게 로열티를 드려야 하는 것이 아닌지 모르겠다.

몸의 적,
독소와의 전쟁

　최근 건강관리에 있어 독소제거(detox)에 대한 관심이 높게 나타
나고 있다. 따라서 다양한 독소를 배출하는 해독프로그램이 나오고
해독을 돕는다는 약도 많은 종류가 판매되고 있다.

　인체에 해로운 이 독소를 한 마디로 정의해 말하기가 애매하다.
그 독소의 유입이 워낙 광범위하고 다양한 형태와 종류로 인체에 들
어오기 때문이다.

　일반적으로 말하는 독소는 중금속과 환경호르몬, 활성산소 등을
꼽지만 식품첨가물이나 항생제, 호르몬제, 대기오염 등도 인체엔 독
소가 된다.

　한 외국의 식물학자가 쓴 책에서 식품첨가물의 종류가 무려 1,500
여 가지나 된다고 하는 내용을 본 적이 있다. 우리가 사먹는 모든 음
식에 첨가제가 함유돼 있고 집에서 먹어도 설거지에 사용하는 세제
의 찌꺼기가 극히 미량이라도 그릇에 남아 독소가 된다. 아무리 깨끗
한 음식을 먹었더라도 소화되는 과정에서 활성산소가 나와 또 독소

를 만든다. 공기에 떠다니는 먼지와 배기가스, 연기 등도 호흡기를 통해 우리 몸에 들어온다.

이렇게 우리의 삶은 독소로 뒤덮여 있어 가는 곳마다 공격받는다. 먹는 것 마시는 것 모두가 건강의 위협요소가 되는 것이다.

그렇다면 우리는 이 독소의 유입경로를 차단해 인체를 보호해야 한다는 단순한 공식을 얻게 된다. 첨가물이 많은 음식을 최소화하고 과식을 막아 소화 시 만들어지는 활성산소 발생을 최소화해야 한다는 공식이 나온다.

과식하는 이들의 특징은 빨리, 많이 먹는다는 점이다. 그러나 음식은 천천히 꼭꼭 씹어서 먹어야 한다. 씹을수록 침샘분비가 늘어나 소화가 잘 되는 것은 초등학생도 아는 상식적인 내용이다. 그런데 잘 지켜지지 않는다. 30번 이상 씹어 먹고 딱딱한 음식은 60회 이상 씹어야 한다.

식사 시간 역시 아무리 빨라도 20분 이상은 되어야 한다. 밀가루 음식, 소시지 같은 가공식품, 튀김류 등은 건강에 별로 도움이 안 된다. 나트륨 섭취도 최소화해야 한다. 육식도 자주 하는 것은 바람직하지 않다.

그런데 인간에게 들어오는 독소를 인체가 자정기능으로 1차 걸러내기에 우리는 생명을 유지하고 산다. 만약 이런 안전장치가 없다면 인간의 수명은 대폭 낮아질 것이다. 그렇지만 인체가 자체적으로 해독해 낼 수 있는 양은 한계가 있다.

무한정 유입되는 독소를 다 걸러내진 못하고 결국 체내에 남게 되는데 이것이 쌓이다 보면 어느 날 갖가지 질병이나 중풍, 심근경색 등 돌이킬 수 없는 화를 불러오는 것이다.

결국 몸에 독소가 많다는 것은 결국 몸이 언제 터질지 모르는 시한폭탄을 안고 사는 것과 같다고 할 것이다.

그렇다면 독소를 제거하기 위해 우리가 할 수 있는 일은 무엇일까?

당연히 몸속에 쌓인 노폐물, 활성산소 등 독소를 몸 밖으로 배출해야 한다. 이처럼 먼저 노폐물을 정리하고 청소를 한 후에 영양소를 공급해 주는 것이 순서라고 할 것이다. 독소를 안고 있는 상태에서 좋은 음식을 먹더라도 이것은 지저분한 그릇에 계속 음식을 담아먹고 있는 이치와 같다.

독소가 배출돼야 음식이 우리 몸에 들어와 영양소로 제대로 작용해 우리 몸을 이롭게 해준다. 독소가 잔뜩 쌓여있는 상태에서 들어온 음식은 그것까지도 독소가 되어 우리 몸을 해롭게 만들기 때문이다. 이는 하수구가 막혀있는데 깨끗한 물 한바가지를 붓는다고 깨끗해지지 않는 이치다. 완전히 막힌 곳을 뚫어 청소하는 것이 진정한 해독이라는 설명이다.

한의학에서도 이를 가리켜 '해독보원'(解毒補元)이란 말을 쓴다. 이는 "몸의 독을 먼저 빼내고 원기를 보충해야 자연치유력이 생겨 스스로 병을 낫게 만든다"라는 의미로 사용된다.

앞에서 말한대로 몸속에 들어오는 독소는 음식과 호흡기로도 들어오지만 심한 스트레스로 인해서도 독소가 생긴다. 또 유전적 요소로 인해 건강을 위협하는 독소가 만들어지기도 한다.

이제 결론적으로 이 독소들을 해결하는 방법을 찾아보자.

가장 중요한 음식물과 호흡기를 통한 독소유입은 식단관리와 주변 환경을 깨끗이 하면 어느 정도 차단이 가능하다. 다만 개개인의 결단과 의지, 실천이 관건이 된다.

또 한 번 강조하지만 식품첨가물이 든 음식, 인스턴트 식품, 달고 짠 음식, 튀김 등을 가능한 멀리 하고 대신 식물성 푸른 채소와 과일, 제철음식을 섭취하되 소식하고 현미식을 하면 독이 쉽게 배출된다.

스트레스로 인한 독소는 울화를 쌓이게 하여 심장을 약하게 하고 순환장애를 가져와 그 자체만으로 독소를 만든다. 그런데 사람들은 스트레스를 받는다고 여기에 술과 담배, 폭식 등을 통해 이를 잊으려고 한다. 이는 집이 타고 있는데 기름을 붓는 것과 다름이 없다.

마음의 화를 다스리고 평안을 찾도록 노력하고, 운동으로 스트레스를 날리면서 심리치료를 병행할 때 해독의 높은 효과를 기대할 수 있을 것이다.

유전적인 독소발생은 결국 스스로 이를 인정하고 조심하는 것 밖에 대안이 없다. 남 보다 체질적으로 독소발생이 쉽다는 사실을 인지

한 상태에서 스스로 잘 관리를 해야 하는 것이다.

독소유입과 해독은 "들어온 만큼 배출돼야 한다"는 것을 명심하면 된다. 내가 안 좋은 음식을 먹고 스트레스를 받았다면 스스로 몸 상태를 인식해 이를 정제하려는 노력이 필요하다는 것이다.

이를 무시하고 방치하다 나중에 뼈저리게 후회하는 사람들을 나는 치료현장에서 많이 보고 있다.

우리 속담에 "되로 주려다 말로 받는다"란 말이 있다. 작은 것을 대수롭지 않게 여겼다가 큰일을 당한다는 의미로 쓰이는데, 바로 몸의 독소생성을 방치했다 큰 병으로 되돌려 받는다는 의미로 생각해 볼 수 있다.

또 해독은 신체를 정화하는 것에서 장과 간을 해독하는 것, 내장지방을 제거하는 것, 혈관을 청소하는 것 등으로 나누어 볼 수 있고 먼지 등 주변 환경이 지저분하면 피부병이나 아토피 질환이 올 수 있어 환기 및 청소를 잘해주는 것이 또 다른 해독이기도 하다.

나는 얼마만큼의 독소를 쌓고 또 먹고 있는지 스스로 진단하고 그것을 철저한 건강관리와 생활실천, 운동, 주변청소 등으로 해독을 해나가는 부단한 노력이 필요하다고 여긴다.

독소와의 전쟁, 그리고 이를 물리치는 해독, 이는 평생 인간이 건강을 지키기 위해 싸워나가야 할 기나긴 숙제가 아닐 수 없다.

스트레스 치료제는
감사

　건강전문가들이 꼽은 4가지 공통 건강법 중 1순위가 마음을 제대로 다스리는 것, 즉 스트레스가 건강에 가장 좋지 않다는 것이었다. 스트레스야말로 건강을 해치는 절대적 요소임을 잊어서는 안된다. 스트레스가 쌓이고 쌓여 어느날 예고없이 엄청난 질병으로 이어지기 때문이다.

　그렇다고 스트레스가 다 나쁜 것은 아니다. 좋은 스트레스도 있다. 오늘 데이트를 할 때 무엇을 먹을까 생각하는 스트레스나 결혼을 준비하며 받는 스트레스, 회사에서 승진하며 받는 스트레스는 몸에 활력을 준다.

　그러나 갈등과 싸움, 상처, 어려움, 슬픔 등으로 인한 마음의 스트레스는 우울증과 분노, 근심을 유발하고 온갖 질병으로 연결시키는 통로를 만들어 낸다.

　미국 일간지 〈월스트리트 저널〉이 장수하려면 어떻게 살아야 하는지 특집기사를 내면서 첫 면 머리기사로 "스트레스야말로 얼마나 만족스럽게 늙어갈지를 예견해주는 중요한 요인"이라고 강조했다. 그러면서 덧붙여 스트레스가 흡연과 음주, 운동부족처럼 건강을 해치는 것 이상으로 더 많은 사람들을 죽이고 있다고 결론을 맺었다.

병원에 오는 수많은 환자들이 갖고 있는 병들의 그 원인과 시작을 짚어가다 보면 대부분 스트레스에 기인된 것임을 발견하게 된다. 우리 한의원에 와서 치료를 받는 환자들도 마찬가지이다.

외국의료진에서 연구한 결과 정신적인 스트레스를 오랫동안 관리하지 않을 경우 높은 콜레스테롤과 고혈압을 가진 환자보다 암과 심장질환에 걸릴 확률이 6배나 높은 것으로 나타났다고 한다. 또 스트레스에 효과있게 대처하지 못한 사람은 스트레스를 받지 않은 사람보다 사망률이 40%나 높았다.

이 이유는 스트레스를 받으면 몸에 유해한 호르몬 코르티솔 수치가 높아지고 이는 체중증가로 이어진다. 또 스트레스는 눈 밑을 다크서클로 그늘지게 하고 이마와 눈주변, 입주변에 주름이 생기는 경향을 나타낸다.

스트레스는 두 종류가 있다. 우리가 스스로 통제하고 고칠 수 있는 스트레스가 있는 반면에 우리가 아무리 노력하고 고치려 해도 안 되는 통제불능의 스트레스가 있는 것이다.

전자는 내가 방안을 온통 어지럽히고 물건들을 정리정돈 하지 않으면서 지저분한 방안 모습에 스트레스를 받는 경우다. 이는 내가 나서서 어지럽히지 않고 정돈을 잘하면 받지 않을 스트레스이다. 내가 고치면 받지 않을 스트레스를 내가 계속 받고 있는 것이다.

상사나 주변인과의 갈등도 내가 먼저 가서 손을 내밀고 마음을 풀면 된다. 그것을 하지 못해 마음의 상처를 계속 안고 스트레스를 받는 것은 어리석은 일이 아닐 수 없다.

후자의 스트레스는 가족의 누군가가 사망 했다던가 불가항적인 일로 재정적 파탄을 만나게 된 것, 자연재해 등에 따른 예기치 못했던 상황에 대한 스트레스라고 할 수 있다.

이것은 큰 염려와 걱정으로 연결돼 계속 스트레스를 만들지만 스트레스가 스트레스를 더 심화시킬 뿐이다. 걱정한다고 해결이 되는 것이 아니기에 현실을 받아들이고 차분하게 대처하는 지혜가 스트레스를 줄이는 지름길이 된다.

이처럼 우리의 통제 영역이 아닌 스트레스는 우리의 생각과 반응을 바꿀 때 스트레스가 완화되거나 사라진다. 마인드 컨트롤로 같은 상황이 전혀 다르게 다가온다는 사실을 기억할 필요가 있다.

아울러 수많은 사람들의 스트레스가 남과의 비교에 따른 상대적 박탈감과 지나친 염려에서 비롯되는 경우가 많다. 예수님도 "내일 일을 미리 염려하지 말라. 내일 일은 내일 걱정하고 한 날의 괴로움은 그날에 족하다"고 말씀하셨다.

많은 사람들이 상대가 가진 것을 내가 가진다면 더 행복할 것이라 여긴다. 집이 더 크면, 은행 잔고가 많으면, 승진하면, 아이들이 좋은 대학에 진학하면 더 행복할 것이라 여기고 그렇게 되지 못하면 스트레스를 받는다.

그러나 이런 마음을 잘 내려놓는 것은 스트레스를 줄이는 첩경이다. 현재를 만족하며 즐기는 것이 필요한데 자신이 가지지 못한 것을 붙잡고 연연해하는 것은 참으로 어리석은 모습이다.

여기서 스트레스를 치료하는 아주 좋은 약이 있다. 매사에 감사하는 치료제이다. 모든 일에 감사하면 정말 모든 것이 감사로 연결되는 것을 체험할 수 있다. 생명을 주셔서 숨쉴 수 있다는 것부터 크건 작건 감사를 찾아내기 시작하면 너무나 많다. 안좋은 일도 이를 통해 나를 단련시킨다고 생각하면 감사의 조건이 된다.

감사에 관한 예화를 하나 소개한다. 솔맨이라고 하는 화가가 있었다. 그는 결혼하고 얼마 안된 젊은 나이에 중병에 걸렸다. 의사는 "당신은 임파선 결핵을 앓고 있고 상태가 위중해 앞으로 3개월밖에 살지 못할 것이요"라고 청천벽력 같은 이야기를 했다.

그의 아내는 유명한 가수였는데 이미 임신 중이었다. 그는 아내에게도 미안했지만 앞으로 태어날 아이를 유복자로 만든다고 생각하니 너무나 괴로웠다. 이 사실을 안 아내가 오히려 그를 위로했다.

"여보. 우리 당신이 3개월밖에 못산다고 생각하지 말고 하나님께서 3개월이나 시간을 허락해 주셨다고 생각하며 감사하도록 해요.

아무도 원망하지 맙시다. 3개월이란 천금같은 시간을 우리가 가장 아름답게 만들어요."

두 사람은 감사하며 열심히 맡겨진 일에 최선을 다하며 살았다. 그는 열심히 그림을 그렸는데 이상하게 3개월이 지나도 죽지 않았고 이후 병이 씻은 듯이 낫는 기적이 일어났다.

그가 이 기간에 그린 그림 중에 '예수님의 얼굴'이 있었다. 보통 사람은 예수님의 얼굴을 그릴 때 보통 고난당하는 얼굴로 그리는데 그는 지도력이 있고 강인한 인간성을 지닌 인물로 표현했다.

그런데 이 그림이 유명해져 수백만 장이나 인쇄되었고 오늘도 많은 가정에 걸려 있다. 현실에 감사하며 최선을 다해 살아갈 때 죽음도 이겨내고 놀라운 성취도 얻어낸 것이다. 감사의 힘이요 능력이다.

무엇보다 스트레스를 물리치려면 자신의 소유를 다른 이들과 비교하려는 마음을 제일 먼저 뿌리쳐야 한다. 있는 것에 감사하며 이를 시인하고 표현할 때 감사는 감사를 낳는다. 감사야말로 스트레스를 대적하고 이겨내는 진정한 처방전이 아닐 수 없다.

견디기 힘든
코질환 정복하기

나는 콧병(비염) 전문 한의사다. 그것도 이 분야만 거의 30년 가까이 치료에 집중해 왔다. 그러므로 콧병 환자는 그 누구보다 많이 만나고 치료해서 이 분야만큼은 전문가라고 자부한다.

수많은 사람들이 괴로움을 겪고 있는 코질환에 대해 일반적으로 감기의 증상으로 치부하는 경우가 많다. 감기는 보통 1년에도 몇 차례 걸리니 '또 그려러니' 하고 지나가는 경우가 많다. 그러나 코질환에 대해 분명한 상식을 가져야 이에 대한 적절한 예방과 대처, 치료가 필요하다.

보통 목 뒤로 끈끈한 누런색의 코가 넘어가고 입에서 냄새가 나며 머리가 무겁고 권태감이 생기는 분들은 대부분 축농증을 갖고 있는 것이라 이해하면 된다.

축농증은 어떤 병이며 코 어느 부위에 생기는가?

코를 둘러싼 인접 부위 속에는 '부비동'이 있는데 이곳은 여러 부위로 구성돼 있다. 광대뼈 속에 가장 큰 상악동, 콧등과 눈 사이에 있는 벌집모양의 사골동, 앞이마 속에 전두동, 뇌와 인접한 코 뒤쪽에 접형골 등 4곳의 부비동이 모두 8개나 된다.

부비동은 점막으로 덮여서 속에는 공기가 차 있고 분비물을 코 쪽으로 배출시키는 일을 하도록 되어 있다.

그런데 앞서 밝힌 축농증은 코로 통하는 연결통로가 공기로 채워져 있어야 할 부비동에 염증으로 인해 고름이 고여 썩은 상태라고 이해하면 된다. 그러므로 이 부위 염증을 없애 다시 공기로 채워야 치료가 되는 것이다.

내가 코박사가 된 사연은 7전8기의 노력으로 한의대에 들어가 공부할 때였다. 당시 나는 서울 노량진에서 지냈는데 평소 알고 지내던 한복집 할머니가 콧병에 좋다며 내게 참느릅나무를 구해달라고 하는 것이었다.

그래서 한약 재료상에 가서 참느릅나무를 구해드렸는데 할머니께서 이를 달여 보름간 드셨다. 이후 나를 다시 찾아온 할머니가 너무나 기뻐하셨다. 30년간 자신을 괴롭히던 코질환으로 냄새도 못 맡고 음식 맛도 잘 몰랐는데 이제 그 증상을 다 고쳤다고 기뻐하는 것이었다.

우리 선조들도 코질환에 참느릅나무를 많이 사용한 것으로 알려져 있다. 본초강목(本草綱目)이나 약성초(藥性草) 같은 한의약서에도 이 참드릅나무 껍질인 유근피가 염증, 담, 분비물을 없애는데 효능이 뛰어나다고 전해지고 있다. 유근피는 소염작용이 탁월해 종창약으로도 쓰이는데 종창에 유근피를 날 것으로 붙이거나 말린 것을 가루로 복용하기도 했다고 한다.

유근피, 이른바 코나무 껍질이 축농증치료에 효과가 있다는 것을 확실하게 알게 된 나는 여기에다가 호흡기가 튼튼해지고 면역력이 좋아지는 여러 약재를 섞어 요즘도 많은 사람들에게 사랑받는 청비환을 만들었다. 이 청비환은 유근피를 기본약재로 삼아 살구씨, 목련꽃 봉우리, 수세미 등 20여 가지 약재를 첨가해 만든 녹두알크기의 환약으로 먹기가 쉽고 효과가 높아 나를 코박사로 이름나게 만들어준 효자가 아닐 수 없다.

축농증은 감기를 우습게 여겨 방치했다가 진행되는 경우가 대부분이다. 감기는 따뜻한 곳에 있다 갑자기 찬 곳으로 몸을 노출시키거나 추운 곳에 오래 있었을 때 걸리고, 찬 음식을 많이 먹었을 때 오기도 한다.

그러므로 따뜻하게 옷 입고, 과로와 스트레스를 멀리하고 적당한 운동과 현미식사, 신선한 채소 섭취를 생활화함으로써 감기를 예방해야 한다.

코질환의 대표적인 다른 질환 하나가 알레르기성 비염이다. 냉장고 문을 열어 냄새를 맡거나 먼지가 있는 장소에 가거나 온도의 변화가 있는 곳으로 이동하게 되면 맑은 콧물과 연속적인 재채기가 나오고 코가 막히는 증상이다. 여기서 조금 더 심해지면 눈이 가렵고 코도 가렵고 입천장도 가려워 진다.

지구가 오염되면서 또 이상기온 등으로 알레르기성 비염 환자가 계속 늘고 있다. 보통 꽃가루 날릴 때 발생하는 계절성 비염과 1년 내내 발생하는 통년성 비염이 있는데 증상은 같다.

그러므로 비염의 원인균에 대한 저항력을 길러주는 것이 근본적인 치료법이라고 할 수 있다. 호흡기를 강화시키고 면역력을 길러 주어서 어떤 원인물질이 오더라도 몸에서 스스로 이길 수 있는 힘을 길러주면 되는 것이다.

코질환 환자 스스로 집에서도 쉽게 할 수 있는 가정요법으로는 지압법이 있다. 지압법은 한방원리를 응용해 병을 완치시키지는 않지만 증상을 완화시킬 수 있기에 치료와 병행하면 좋다.

목을 앞으로 구부리면 목 뒤에 2개의 뼈가 튀어 나온다. 이 목뼈 사이에 대추(大椎)라는 경혈이 있는데 이 부분을 자극해 주는 것이 좋다. 대추혈은 감기의 예방과 치료에도 좋으며 코에 이상이 느껴질 때마다 자극해 주면 좋다.

콧물과 재채기가 반복될 때면 지압과 더불어 대추혈을 따뜻하게 해주는 것이 좋다. 헤어드라이어를 이용해 대추혈 부분에 1분 정도 따뜻한 바름을 쏘이고 2-3분 쉰 뒤 몇 차례 반복하면 된다.

코나무로 불리는 유근피에는 소염작용과 면역력증진 작용이 있다. 이 유근피를 기본으로 해서 폐가 튼튼해지고 면역력이 증강되는 약재를 섞어 만든 것이 바로 청비환이다. 이 청비환을 1~2개월 복용하면 이 알레르기성 비염이 치료된다.

아울러 평상시 주위 환경을 깨끗이 해 먼지에 접촉되지 않도록 하고 운동과 섭생 등 건강관리에 신경을 많이 써 치료에 도움이 되도록 노력해야 한다.

평강한의원에서 청비환을 통한 한방치료는 오장육부를 조화롭게 하여 면역력증진과 호흡기강화로 체질을 개선시켜 알레르기비염과 축농증을 치료한다는 점에서 25년간 '코박사 이환용, 평강한의원' 이란 수식어를 유지해 올 수 있었던 것이다.

더욱이 이 청비환은 맛이 거북하지 않아 어린아이들도 잘 먹는다. 콧병 뿐만 아니라 기침을 멈추게 하고 호흡기를 깨끗하게 해주어 우리 몸에서 병든 부분을 없애주고 새롭게 회복하게 하는 근본치료약이다.

장수(長壽)를 위협하는
4대 걸림돌

얼마 전 한 언론에서 본 기사내용을 소개한다. 한국인의 건강과 장수(長壽)를 위협하는 4대 걸림돌을 추려 기사화 한 것이었는데 내가 한의사여서 그런지 관심 있게 읽어보게 되었다. 그 4가지 걸림돌은 바로 ①운동 부족 ②비만 ③고혈압 ④결핵발생률 및 자살률인 것으로 게재돼 있었다.

정부는 이미 발표한 '국민건강증진 종합계획'에서 2020년까지 국민의 건강 수명을 75세로 높이겠다고 밝힌 바 있다. 그런데 정부의 기대와 달리 이 부분의 개선은커녕 오히려 건강이 더 나빠진 것으로 나타나 안타까운 마음이다.

2013년 한국인의 기대수명은 81.8세인데 실제 건강수명은 73세였다. 이것은 생을 마감할 때까지 8.8년을 앓으며 보낸다는 것이다. 삶의 질을 높이는 건강수명의 기간연장을 이 4대 걸림돌이 방해하고 있는 셈이다.

장수를 위협 하는 이 요소들을 짚어보자.

비만은 과식과 운동부족으로 오는 결과임을 모르는 이가 없다. 게으르니 운동이 귀찮고 입에서 맛있으니 고칼로리임을 알면서도 먹는 것이다.

보건복지부가 정한 성인의 '중증도 신체활동 실천율' 이란 용어가 있다. 이것은 숨이 약간 찰 정도로 하루 30분 이상씩 주 5회 이상 운동하는 성인의 비율을 말한다.

그런데 이것을 지키는 성인이 과연 얼마나 될까. 그래서 성인 비만율이 남성의 경우 2008년 35.3%에서 2013년 37.6%로 더 높아졌다. 우리는 보통 헬스클럽에 가거나 정식으로 운동복을 입고 나와야 운동이라고 생각한다.

그러나 생활 속에서 운동할 수 있는 여건은 얼마든지 있다. 퇴근 후 아파트 집까지 엘리베이터 대신 걸어 올라간다든지 가까운 거리는 걷고 집에서도 틈틈이 스트레칭을 하거나 윗몸일으키기, 아령 등은 손쉽게 할 수 있다. 비만은 수학공식과 같이 정확하다. 많이 먹은 칼로리의 잉여분이 살로 쌓이고 운동으로 태우지 못한 지방이 그만큼 내장에 남아있는 것이다.

외국 선진국들의 사례를 보면 생활체육 시스템이 잘 되어 있다. 어려서부터 운동을 쉽게 접하고 즐길 수 있도록 국가가 도움을 주고 이 습관이 나이가 들고 노인까지 이어져 건강에 큰 유익이 되는 것이다.

운동을 돈과 시간을 투자해야만 한다는 생각의 틀을 벗고 생활 속에서 운동을 습관화 해 성인비만의 늪을 탈출해야 한다.

한국인의 고혈압 환자 역시 2020년까지 23%로 낮춘다는 목표를 정부가 세웠지만 2013년 27.3%나 되고 있다. 이 역시 2008년(26.3%)보다 더 높아진 수치다.

고혈압은 또 다른 이름으로 '침묵의 살인자' 불린다. 고혈압은 증상도 없고, 고혈압으로 진단되어도 특별한 치료의 필요성을 느끼지 못하는 경우가 대부분이다. 하지만 고혈압은 중·장년층을 위협하는 협심증, 심근경색 등 심장 질환과 뇌졸중(중풍) 등의 뇌혈관 질환을 일으키는 가장 주된 병이다.

더구나 우리나라 성인에게 발견되는 흔한 질환이며 나이가 들수록 발생 빈도가 높다. 특히 원인이 잘 알려져 있지 않은 본태성 고혈압은 일반적으로 30대부터 서서히 나타나기 시작해 60대에서 40% 이상 발생된다.

고혈압 환자가 계속 늘고 있는 가장 큰 원인을 의사들은 한국인이 음식을 짜게 먹는 것이 큰 이유라고 말하는 것을 주저하지 않는다. 우리나라 반찬들이 소금과 간장, 된장 등을 사용한 것이 많아 특별히 싱겁게 먹는 사회적 운동을 펼쳐서라도 고혈압 발생을 막아야 한다고 이야기 한다.

여기에 체중조절에 실패해 비만이 되고 술과 담배를 가까이 하는 것도 고혈압의 오게 하는 병인(病因)임을 잘 알아야 한다.

우리나라는 경제협력개발기구(OECD) 회원국 가운데 자살률(인구 10만 명당 28.5명)이 최고 수준이다. 여기에 결핵발생률(인구 10만 명당 22명)도 매우 높다.

선진국 문턱에 와 있는 대한민국이 자살률로 인해 장수 평균연한이 낮아지고 있음은 심히 부끄러운 일이다. 오죽하면 자살을 하겠느냐는 안타까운 시선도 있지만 정부는 물론 가정과 사회가 소외되고 고통 받는 이웃이 없는지 신경 써서 주변을 살펴보아야 한다.

육체적인 건강 문제뿐만 아니라 정신 건강 증진을 위해서도 정부 차원의 종합 대책이 나와야 할 것이다. 특히 우울증이 있어도 이것을 치료받는 비율이 15%에 그치는 등 정신과 진료에 대한 거부감이 큰 것도 요인으로 지적되고 있다.

또 한국 50년대 60년대에 대규모로 퍼진 결핵균이 여전히 국민의 약 30%에 남아 있어 결핵 발생률도 줄지 않는다는 통계는 우리를 우울하게 한다. 학교나 군부대, 산후조리원, 의료기관 종사자 등 다수에게 퍼뜨릴 수 있는 고위험군인 잠복 결핵을 찾아내 치료하고 또 철저한 예방조치를 취해야 할 것이다.

장수(長壽)는 한문풀이 그대로 '오래 수명을 사는 것'이다. 성경도 장수는 인생이 누릴 수 있는 큰 복 가운데 하나(신22:7, 잠3:16)라고 우리에게 가르친다. 단 건강하고 즐겁게 장수하는 것이 진정한 복이라 할 것이다.

성경은 또 우리에게 하나님을 경외하고(전8:12, 잠10:27), 부모를 공경하며(출20:12, 엡6:1-3), 말씀에 순종하고(신4:40, 30:20), 욕심을 버리는 것(잠 28:16)이 장수의 비결이라 가르쳐 주고 있다.

한국인의 장수를 위협하는 이 4가지 요소가 과연 내게는 없는지 점검해 보길 바란다. 그래서 우리 모두 이 장수의 대열에 동참할 수 있었으면 좋겠다.

요람에서 무덤까지

인간은 태어나서 유아기 소년기 청년기 노년기를 거쳐 늙어가고 종국에는 병들어 죽는다. 이 과정을 거치지 않는 인간은 없다. 안타깝게 중간에 단명을 하는 사람도 있다.

이같은 생로병사(生老病死)는 만고불변의 법칙이기에 불로초를 찾아 나섰던 진시황도 세계 그 어떤 유명한 역사의 인물도 죽음 앞에서는 그저 인간일 뿐이었다.

인간은 과학과 의학의 발달로 인간의 수명이 점점 늘어나고 있다. 한국인만 해도 1960년대 초만 해도 50세가 평균 수명이었으나 지금은 80여세에 육박해 무려 30년이나 늘어났다.

그러나 장수가 다 좋은 것은 아니라고 본다. 30년을 투병하다 죽음을 맞이하는 사람과 차라리 그 반인 15년을 건강하게 살다가 가는 사람 중 과연 누가 더 나은 것일까?

나이가 60대에 접어들고 노화가 본격화 되는 나이가 되면 건강한 몸이라고 자부해도 누구나 한두 가지 지병이 있게 마련이다. 노화에 따른 질병은 어느 날 소리 없이 찾아와 우리를 괴롭히다가 중병으로 이어지게 되고 결국 생명을 다하게 한다.

보통 질병은 하루아침에 불청객으로 오는 것이 아니다. 오랜 기간 몸에서 조금씩 진행되다가 드러나는 것이 일반적이다. 보통 그것을 느끼지 못했거나 느껴도 무시한 경우가 대부분인데 그 진행기간이 보통 15년에서 20년이 된다고들 이야기 한다.

노년기 질병은 자녀와 배우자에게도 심각한 스트레스를 주고 정신적 물질적 고통을 주는 요인이 된다. 따라서 오래 사는 것은 좋지만 건강하고 행복하게 살아야 100점이다.

말년을 질병으로 고통 받지 않으려면 평소 건강에 대한 관심을 갖고 운동과 섭생에 주의를 기울이는 노력이 필요하다. 여기에서 결코 간과할 수 없는 것이 있다. 바로 부모로부터 이어져 오는 가족력이다.

일반적으로 당뇨와 고혈압, 비만, 암 등 특정 질병들은 가족력에 의해 유전되는 것이 상당하다는 것이 잘 알려진 사실이다. 따라서 본인을 비롯해 3대에 걸친 가족들의 질병을 잘 살펴 이를 대비하는 노력이 필요하다.

가족력은 유전에 의한 특이 체질이 이어지고 공통환경을 통해 유해환경에 함께 접해 일어날 수 있는 질병을 확인하는 것이다. 질병은 이처럼 환경적 요인과 유전적 요인이 함께 겹쳐질 때 가속화 된다. 가족력이 있어도 본인이 철저히 예방하고 주의하면 질병을 얼마든지 물리칠 수 있다.

아버지가 짠 음식을 좋아해 어려서부터 짠 음식에 길들여진 자녀들은 커서도 찐 음식을 즐겨먹게 돼 고혈압 위험군에 들어가게 되는 것을 알아야 한다.

체질적으로 약하게 태어난 사람도 있고 강골로 튼튼하게 태어난 사람도 있다. 이는 유전적 요소도 있지만 임산부가 태아를 임신해 얼마만큼 영양을 잘 섭취하는지 또 생후 모유를 먹이고 또 관리를 어떻게 해주느냐에 따라 자녀의 건강이 크게 좌우된다.

우리 조상들은 태교를 통해 아기의 건강관리를 철저히 했고 서양에서 태아를 생명체로 인정하지 않았을 때에도 이미 태교책이 나와 양반집 부녀자들에게 읽혀졌다. 그래서 우리나라는 태어나자마자 1살이라고 하고 서양에서는 1년이 지나야 1살이라고 하는데 한국의 나이매기기가 더 타당성이 있다고 생각한다.

1803년 사주당 신씨가 쓴 '태교신기'에 따르면 "스승이 10년을 가르쳐도 어미가 뱃속에서 10달을 가르침만 못하다"며 임산부의 마음가짐과 태도, 먹을 음식 등이 중요함을 가르쳐 주고 있다. 건강한 아기를 낳기 위해서는 이처럼 건강한 몸과 마음, 태도를 가진 부모가 되어야 한다는 사실은 아무리 강조해도 지나치지 않다.

이야기가 살짝 다른쪽으로 흘렀다. 다시 주제로 돌아가 질병이 내게 왔을 때 바로 의학에 내 몸을 맡기고 치료하는 것도 필요하지만 질병으로 무너진 몸의 체계를 회복시키는 것도 중요하다.

자연치료법이야말로 바로 한의학의 기본이다. 병 자체 보다 몸이 병을 이기도록 만들어주는 것이다. 즉, 자연치유능력을 키워 질병을 잡는 것인데 인위적인 화학적 처치 대신 부족한 성분은 채우고 과한 것은 덜어내는 자연스러운 방법으로 몸의 근본체계를 회복시켜야 한다.

그래서 병이 나도 몸에 필요한 자연성분이나 음식을 공급해 우리 몸의 자연치유력을 높이게 하는데 바로 이런 대체의학이나 통합의학이 요즘 크게 발달돼 인기를 얻고 있다.

세균성 질병에 감염된 환자가 있다. 현대의학의 화학적 치료는 감염부위의 세균을 죽이는 항생제를 투여하는 것이지만 대체의학은 몸이 그 균을 이기도록 면역성을 높이는데 중점을 둔다. 병균의 침입에 허점을 보인 이유를 찾아내 스스로 이겨낼 수 있도록 해주는 것이다.

그런데 대체의학이 발달하는 것은 좋은데 이에 따라 각종 건강기능식품이 우후죽순처럼 생겨나 저마다 '특효약' 임을 강조하며 환자들을 유혹하고 있다.

건강기능식품이라고 다 천연재료만 쓰는 것이 아님을 알아야 한다. 또 배합이 중요하며 어느 성분이 지나치게 많아 부작용도 상당하다. 그러므로 모든 약이나 건강보조식품의 성분에 대해 꼼꼼히 따져보고 선택해야 하는 것도 아주 중요한 일이 아닐 수 없다.

몸의 어느 한 부분이 안 좋아 그것에 좋다는 것을 과용해도 또 다른 문제가 생길 수 있음을 염두에 두어야 한다.

아울러 우리는 건강을 육체적인 부분에만 신경을 쓰는데 정신건강이 어떤 면에서는 더 중요하다. 정신과 육체 모두가 건강해야 한다. 정신이 병들면 육체도 병들고 육체가 병들면 정신도 약해져 두 관계는 상호 보완 관계이자 떼려야 뗄 수 없는 유기적 관계이다.

육체적 건강을 지키는 방법은 너무나 잘 알려져 있어 현대인은 '반의사'라는 말이 나올 정도이다. 하지만 정신이 병들었을 때는 어떻게 고침을 받아야 할지 허둥대기 일쑤다. 정신적인 부분은 개개인의 내밀한 상처와 다양한 원인이 존재하기에 일방적으로 처방을 내리는 것은 매우 조심스럽다.

정신과 전문의나 내적치유전문가 등과 충분한 상담을 하고 여기에 대한 정확한 진단과 처방을 받아야 한다. 정신적으로 문제가 되는 증세가 오기 전에 우리가 취할 수 있는 예방책은 긍정적인 생각과 스트레스를 쌓이게 놔두지 않고 많이 웃고 즐거운 일을 만들라는 것이다.

또 정신건강에 대해 가장 좋은 것은 자기 자신을 있는 그대로 먼저 사랑하고 존귀하게 여기는 자아정체성을 계속 유지하는 것이라고 할 수 있다.

요람에서 무덤까지, 우리의 인생은 정해진 시간이 있다. 이 시간을 건강하고 즐겁게, 또 안 아프고 행복하게 인생의 종점까지 항해할 수 있도록 최선을 다하자.

웃음의 미학

"행복해서 웃는 게 아니라 웃어서 행복해진다"란 명언이 있다. 이는 심리학자 윌리엄 제임스(William James)의 말이다.

언뜻 이해가 가지 않지만 이 말을 곰곰이 되새겨 보면 정말 웃다 보면 마음이 상쾌해지고 기쁨이 생긴다는 것을 느끼게 된다.

유쾌한 웃음은 동서고금을 막론하고 건강과 행복의 상징이다. 웃음에 대한 중요성은 '웃음치료사'가 있을 정도로 중요하게 자리 잡고 있다. 웃음이야 말로 삶의 활력소요 건강을 부르는 소중한 친구가 아닐 수 없다.

우리나라 전통 한방(韓方)에서는 웃음을 칠정(七情), 즉 일곱 가지 대표적인 감정의 하나로 보고 웃으면 인체의 기(氣)흐름이 달라진다고 분석했다.

특히 웃음으로 인해 생기는 감정이 기의 흐름을 부드럽게 만들 수 있다고 했으며 웃음이 면역력을 높이는 효과가 있음을 미리부터 알고 있었다.

사실 의학에서는 웃음의 치료 효능이나 마음의 정화능력이 과소

평가되어 왔던 것이 사실이다. 일반적인 정신치료는 감정적인 고통을 치유하는 정화과정인데 여기에 웃음이 큰 치료역할을 한다.

웃음은 특정한 위협이나 스트레스 상황에 압도당하지 않고, 사고를 명료하게 하는 것을 도와주는 기능이 있다. 웃음은 관련된 불안을 해소하고, 불편감을 감소시켜 주는 것이다.

주변에서 보더라도 심각한 질병에 걸려 죽음을 코 앞에 둔 사람이 오히려 유머를 던지는 말을 통해 웃음을 유발시킴으로 이 웃음이 삶을 즐기면서 죽음의 공포와 슬픔을 완화시킬 수 있도록 도와주게 된다.

고통과 공포가 웃음으로 변화될 때, 타인과 더 잘 관계를 맺고 보다 명료하게 사고할 수 있게 되는 것이다.

우리가 스트레스를 받으면 코르티솔(cortisol) 수준과 혈압이 올라가고 맥박수가 증가한다. 그런데 이 웃음은 코르티솔 수준을 낮추고 면역계를 촉진시켜 스트레스에 의한 면역억제 작용을 하게 된다.

이처럼 웃음은 카테콜아민(catecholamine)이나 엔도르핀(endorphin)처럼 사람을 활기차고 건강하게 만드는 물질의 분비를 증가시켜주게 된다. 의학적으로 밝혀진 웃음의 생리적 효과는 여러 가지로 나타난다.

우선 혈압을 안정시키고 폐 속 잔류 공기를 감소시키고 말초 순환의 증가로 피부 온도가 상승된다. 소화를 촉진시키고 근육에 산소 공급을 증가시킴으로 긴장을 완화시켜주게 된다.

따라서, 웃음은 심혈관 및 호흡기 질환에 긍정적인 효과를 발휘하는 동시에 최상의 근이완 효과를 가지고 있다. 1회의 거리낌 없는 웃음 후에 근이완 반응은 45분까지 지속될 수 있다고 한다. 웃음이야말로 만병통치약이라는 소리가 나올법 하다.

미국의 가정의학전문의이자 건강칼럼 기고가인 돈 콜버트 박사는 그가 주치의를 맡은 환자들에게 "하루에 적어도 10번은 배꼽을 잡고 웃으라"라고 처방한다고 한다. 웃을 일이 없다는 환자들의 말에 그는 "억지로라도 웃으라"며 "웃음은 부작용이 전혀 없는 무척 강력하고도 자연적인 치료법"이라고 강조한다. 10번 크게 웃는 것이 좋은 유산소 운동을 하는 것과도 맞먹는 효과가 있다고 한다.

웃음은 우리가 지금 행복하다는 느낌을 갖게 만드는데 이것은 사물을 감사하게 느끼는 사고의 변화도 유발시킨다. 부정적인 일도 잘 될 것이라는 긍정적인 마음을 갖게 한다. 웃음은 몸과 마음에 모두 유익한 천연 건강보조제인 셈이다.

한국인은 예로부터 한(恨)이 많은 민족이어서인지 웃음이 많지 않다. 오히려 화를 잘 내고 급한 성격이다. 여유가 없고 자신이 손해보는 것을 참지 못한다.

하나님은 우리 인간이 행복하고 기쁘게 살도록 창조하셨다. 그래서 성경에도 "주안에서 항상 기뻐하라"고 여러 번 강조하신다.

웃음이 주는 행복과 기쁨은 장수하는 조건 중의 하나다. 노인을 대상으로 조사를 해 본 결과 많이 웃어 행복한 사람은 건강하며 오래 산다는 통계가 나왔다.

걱정거리 앞에 인상을 쓰고 스트레스를 받으면 내가 더 괴로울 뿐이다. 닥쳐진 현실에 오히려 미소를 짓거나 웃음으로 받아들여 보라. 자칫 주변에 이상한 사람으로 보일 수도 있지만 마음은 여유를 찾고 문제해결도 빨라지는 것을 체험할 수 있을 것이다.

웃음에 관한 명언을 또 하나 소개한다.

"웃음은 근심 해독제다. 당신이 짓는 미소는 돈이 들지 않으면서도 많은 것을 선물로 준다. 자신의 시간을 조금만 할애해도 미소가 남기는 기억은 어떤 때는 그날 온종일 기분을 좋게 만들 수도 있다. 미소는 행복을 만들며 이는 교우관계가 좋다는 신호이기도 하다.

어떤 사람들은 너무 피곤해서 당신에게 미소를 짓지 못한다. 마치 아무것도 줄 것이 없는 그들보다 미소를 더욱 필요로 하는 사람은 없다하는 그들에게 당신의 미소를 보내라. 당신의 미소는 도움과 지원을 가장 필요로 하는 사람들에게 격려가 될 것이다. 미소의 가장 좋은 점은 아주 작은 노력으로도 가능하다는 것이다! 미소를 지어라!" (파반 카우치크)

우리는 스스로의 표정이 그날 하루의 삶을 표현해주는 것으로 생각하며 거울을 들여다보아야 한다. 삶이 고단하고 힘이 들어도 나의 태도는 내가 만들어 낼 수 있는 영역이다.

웃음을 터뜨리고 미소를 자주 지으면 상대방의 기억에 오래 남을 수 있다. 인정받고 자신의 존재를 알아주길 원해도 미소는 좋은 통로가 된다.

웃음이야 말로 건강을 주고 삶의 활력을 주고 대인관계도 도와주는 참으로 귀한 보물이다. 여기에다 얼굴로 표현만 하면 되니 밑천도 들지 않는다.

지금 당장 거울을 보자. 그리고 나를 향해 활짝 웃자. 웃을 일이 없어도 배꼽을 잡고 웃어보자. 정말 웃어서 행복해 지는 지를 확인해 보자.

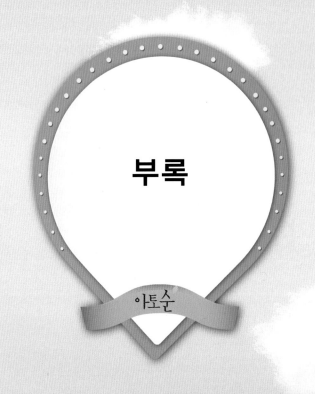

부록

아토숲

한 눈에 보는
아토피 상식과 한방적 치료법

◎ **아토피 피부염의 한방적 치료**

원인과 치료법이 명확히 밝혀지지 않아 '현대판 난치병'이라고도 불리는 아토피는 그 병명을 떠올릴 때마다 참을 수 없는 피부의 가려움증을 연상하게 된다.

실제로 아토피는 가려움증을 동반하고 있으며 주로 어린이들에게 많이 나타나는데 특징이 좋아지다가 악화되고 호전과 악화가 반복된다. 심한 가려움(소양증)과 피부건조증, 특징적인 습진을 동반하며 알레르기 환자에게 많이 발병한다.

아토피를 가정파괴범이라고 부르기도 한다. 아토피는 환자 가족

외에도 사회가 적극적인 관심을 가져야 할 질환이라고 생각한다.

아토피는 전 세계 인구 15% 정도가 앓는 피부질환으로 인류의 발전에 의해 발생한 현대병이다. 특히 식생활이 급격히 변하면서 인스턴트식품 과다섭취, 즉 음식에 들어가는 화학적 첨가물이 발전, 상품화 되면서 이로 인해 소화계, 피부질환계 문제가 발생하는 것으로 보고 있다.

또한 우리나라의 경우는 과거 자연식 위주였던 식단이 서구적으로 바뀌면서 자연스레 몸의 골격은 커지고 비대해졌지만 상대적으로 면역력은 저하되어 이로 인한 저항성 약화가 성인 아토피의 원인으로 작용하는 것으로 분석된다.

	건　　선	아토피 피부염
증　상	· 각질이 일어남 · 붉은 환부가 올라와 피부 경계가 분명 · 가려움증이 덜함	· 가려움증이 심함 · 진물이 나고 습진 발생
호발부위	무릎, 팔꿈치, 둔부, 두부	피부가 접히는 쪽 (팔오금, 다리오금)

〈건선과 아토피 피부염〉

◎ 한방 제품 선택 시 주의사항은?

1. 아토피 환자들은 피부 보습효과가 있는 제품 사용

2. 제품의 약효를 확인

3. 한약재의 함량을 파악

4. 제조일자 확인

* 한의사에게 자문을 받아 선택하는 것이 중요.

◎ 아토피 피부염 완화에 좋은 혈자리

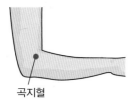

곡지혈

1. 곡지혈(팔을 90도로 구부릴 때 생기는 가로줄 끝의 오목한 곳) 자극 : 불필요한 노폐물과 독소를 배출해 피부를 깨끗하고 촉촉하게 유지하는데 도움이 된다.

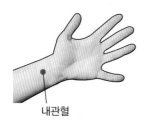

내관혈

2. 내관혈(팔꿈치 안쪽과 손목 중간 부분) : 1~2분정도 지압. 천천히 부드럽게 눌러주는 것이 중요하다. 내관혈은 구토와 스트레스 완화에도 도움이 된다.

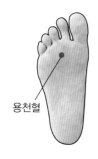

용천혈

3. 용천혈(발바닥을 구부렸을 때 오목하게 들어간 곳) : 기력이 샘처럼 솟아난 혈이라는 뜻으로 피로회복과 혈액순환을 돕는다. 혈액순환이 잘 돼 피부재생과 아토피 완화에 좋다.

◎ **가려움증을 완화시키는 방법은?**

아토피 피부염에 의한 가려움증을 완화하기 위해 스테로이드 치료제를 처방받는 경우는 흔하다. 하지만 이는 일시적으로 증상을 완화시킬 뿐 장기간 사용하면 오히려 피부 재생이 불가능해질 정도로 몸에 좋지 않다. 일반적으로 나타나는 스테로이드 치료제의 부작용은 ① 피부위축 ②피부발모 ③접촉성 피부염 ④피부질환 발생 ⑤박탈성 피부염이 있다.

가려움증을 완화시키기 위해서는 우선 활동 공간의 급격한 온도 변화를 피하고 천일염을 이용해 소금물을 만들어 가려움증이 심한 피부에 바르는 것이 좋다.

천연제품을 이용해 목욕할 때는 미지근한 물에 천일염을 녹여 2~30분 정도 담그면 효과. 소금이 피부에 직접 닿으면 상처가 날 수 있으므로 아토피 환자들은 반드시 소금을 녹여 몸에 닿게 하는 것이 좋다.

◎ 아토피 환자의 식생활

자연식이 아토피 피부염 독소 해소에 도움이 된다. 무, 우엉 등 뿌리채소와 제철 과일을 충분히 섭취하는 것이 좋다. 자극적인 인스턴트 식품을 피하는 것은 기본이며 여름철 빙과류 섭취도 자제해야 한다.

◎ 아토피 피부염의 완치 가능성은?

아토피 피부염 환자는 자신의 몸을 관리하라는 축복의 메시지라고 할 수 있다. 우리 몸의 밭의 토양과 마찬가지다. 화학비료를 쓰면 토양이 황폐해지듯이 우리 몸도 자연식 섭취, 원인 제거 등 건강회복을 위해 관리하는 노력이 필요하다. 아토피 피부염은 꾸준한 관리와 치료로 완치도 가능하다.

궁금증 Q&A

Q1. 알레르기 비염이 있으면 아토피 피부염 발병률도 높아지나?

– 알레르기 비염, 피부염은 모두 같은 면역질환이다. 한방에서는 코질환과 피부질환이 폐와 연결되어 있다고 보기 때문에 원인 역시 같다고 생각한다. 밀접한 관계가 있는 것이 사실이다.

Q2. 아토피 피부염과 계란의 연관성은?

– 아토피 피부염 환자가 특정 음식에 의해 증상이 심해지는 확률은 18.2% 정도로 보고되고 있다. 대표적인 음식이 우유, 계란, 땅콩 등인데 지나치게 음식을 가리면 영양부족을 초래하므로 자

신과 맞지 않는 음식만 제한하고 일반적으로 아토피에 관여하는 음식을 모두 제한하지 않아야 한다.

Q3. 아토피 피부염 환자의 피부 세정제 사용은?

– 아토피 피부염일 경우 각질, 분비물, 이물질, 바이러스를 제거하기 위해 비누를 사용해야 한다. 이 때는 화학비누가 아닌 보습력이 강한 천연제품을 사용해야 한다. 눈이 맵지 않은 비누를 사용하면 사용하지 않는 것 보다 이롭다.

Q4. 아토피 피부염에 도움이 되는 목욕법은?

– 지나치게 뜨겁거나 차가운 물을 피하고 미지근한 물을 사용한다. 각질을 세게 문지르면 피부가 손상되므로 증상 악화를 초래할 수 있으므로 피부를 보호해주는 방어벽인 각질을 적당히 제거하는 편이 좋다. 수건으로 닦을 때에도 문지르지 말고 찍어내듯 사용한다. 광천수로 몸을 씻을 경우 비누 사용을 제한해야 한다.

Q5. 아토피 피부염에 도움이 되는 생활환경은?

– ①부드러운 면 소재의 침구류를 사용. ②향수 사용 제한. ③천연재로 만들어 보습력이 좋은 비누 사용. ④땀을 많이 흘리는 것을 피한다. ⑤애완동물과 카펫 사용은 금지. ⑥급격한 온도변화 주의.

Q6. 면역력 향상을 위한 생활수칙은?

– 음식물 섭취가 가장 중요하다. 자연식과 신선한 채소 섭취, 자극적인 음식을 금한다. 어머니가 해 주는 자연밥상이 최고다.

Q7. 체질개선으로 아토피 치료가 가능한가?

– 아토피 피부염 환자들을 진료할 때 체질을 바꾸면 완치가 되는지 궁금해 한다. 특히 한방에서는 면역력을 높이기 위한 하나의 방법으로 체질 개선을 하는 경우가 있는데 이는 대부분의 사람들에게 해당되는 것은 아니며, 아토피 피부염의 발병 원인이 100% 체질 때문인지 여부를 가릴 수 없으므로 이 또한 정확한 근거에 따른 이야기는 아니다. 체질이란 것은 태어날 때부터 부모님에게서 물려받은 유전자에 의해 정해지는 것으로 현재까지 알려진 방법으로 유전자를 바꿀 수는 없다. 그러므로 '체질을 바꾸어서 아토피 피부염을 완치시킬 수 있다' 라는 말은 과학적으로 근거가 없는 과장된 말이라고 할 수 있다.

하지만 의학적 검증의 유무와 상관없이 경우에 따라 한약, 키토산, 오가피, 국화꽃잎목욕, 배독요법 등으로 아토피 피부염을 치료한 사례가 있기는 하다. 그렇다고 이 같은 방법이 체질을 개선하는 길은 아니라는 사실은 알아야 한다.

더불어 행복한 삶을 기대하며

옛말에 "황금보화가 장롱 속에 감춰져만 있으면 아무런 소용이 없다."고 했다. 아무리 좋은 것이라도 유익을 끼치지 못하면 의미 없다는 뜻으로 해석된다.

아토순을 개발해 세상에 내어 놓은 지 벌써 5년이 흘렀다. 아토순을 만들 때부터 나의 기도제목은 단순했다. 전 세계인이 70억이라면 그 20%인 14억이 아토피 환자인데 "이 아토순을 통해 아토피 없는 세상이 이루어지게 해주소서."라고 기도했었다.

그런데 내가 운영하는 평강한의원을 통해 퍼져나간 아토순의 효과가 놀랍게 나타나면서 이 바람과 기도는 더욱 구체화 되고 점점 커져가기 시작했다.

그래서 모든 사람들이 아토순을 구입해 사용했으면 좋겠다는 생각을 하게 되었고, 이런 노력으로 인해 얼마 전 아토순이 화장품으로 출시가 되었다. 또 이를 계기로 책까지 나오게 된 것을 기쁘게 생각한다.

아토순 로션은 얼굴뿐만 아니라 전신의 피부이상을 개선해 주는 탁월한 효능이 있다. 피부가 정상인 사람이라 할지라도 더욱 건강한 피부로 바꿔주며 스테로이드에 찌든 피부 트러블에 큰 역할을 하리라 확신한다.

그래서 이 책은 피부 때문에 고생하고 힘들어 하는 분들께 도움을 드린다는 마음으로 쓰기 시작했는데 쓰다 보니 건강에 관한 여러 가지 유익이 되는 내용을 추가로 담게 되었다.

건강은 일반적으로 잘 아는 내용도 자꾸 강조하고 되새겨야 내 것으로 만들 수 있다고 생각한다. 이런 점에서 4부의 건강칼럼 10편은 특별히 신경을 써서 기록했다.

이제 아토순이 화장품으로도 출시가 됐으니 일반인에게는 더 건강한 피부를 유지할 수 있게 도와주고 피부에 이상이 있는 분들께는 개선에 큰 도움을 주리라 여겨져 심히 감사하고 뿌듯하다.

아울러 이 책이 나오기 까지 힘써주신 상상나무 김원중 대표님을 비롯해 직원들 특히 편집을 맡아 수고해 준 송보경 님께 감사 드린다.

또 어려울 때마다 항상 격려와 기도를 아끼지 않으며 내조해 준 사랑하는 나의 아내(원영옥)와 항상 아빠에게 조언을 아끼지 않고 멋지게 자라주는 두 아들(준엽, 은엽)에게도 고마움을 전하고 싶다.

아울러 이 책이 잘 나올 수 있도록 은혜를 베풀어주신 하나님께 감사드리며 모든 영광을 돌리고자 한다.

얼 써봐도 소용없는 피부엔...
아토순로션

!조한 겨울에도,
!으로 지친 여름에도
=릅나무 껍질의 재생 성분이
!신의 피부에
!강한 아름다움을
!사합니다.

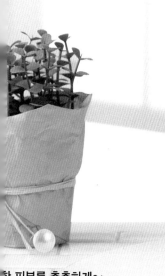
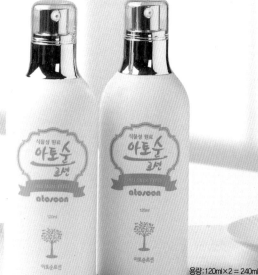

용량:120ml×2 = 240ml

한 피부를 촉촉하게~
미국 식품의약국)등록 원료로 만든 아토순 로션의 주재료는
나무 껍질 성분입니다. 뛰어난 보습력으로 남녀노소 누구나
가능하며 하루 2~3회 바르는 것이 좋습니다.

☎ 1577-2298 | NAVER 상상파크 검색

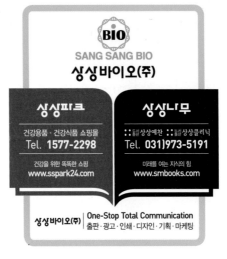